精神科医
長沼睦雄

活かそう！
発達障害脳

「いいところを伸ばす」は治療です。

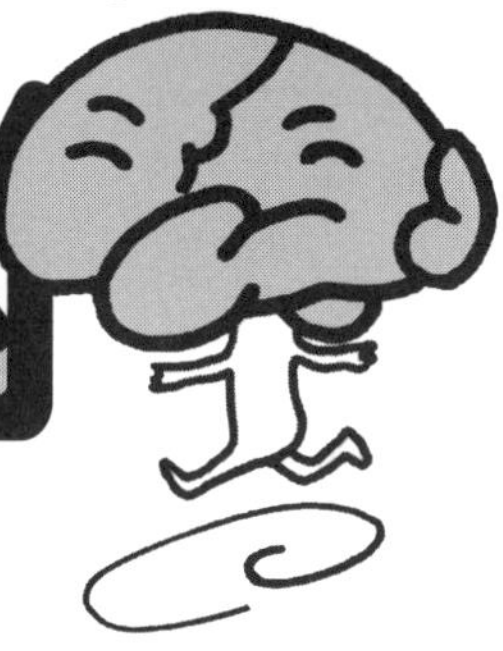

花風社

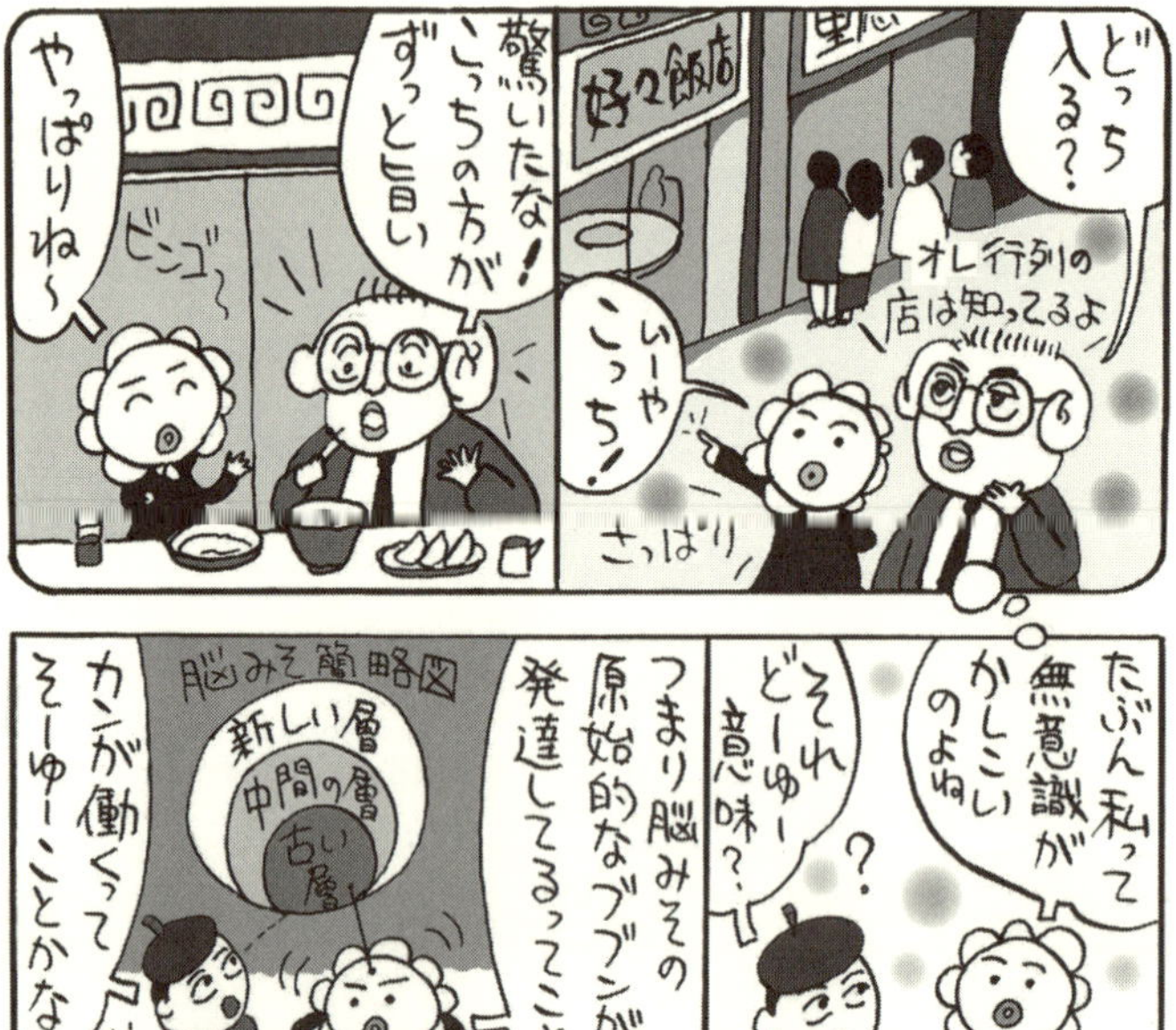
どっち入る？
好々飯店
オレ行列の店は知ってるよ
いーやこっち！
さっぱり
驚いたな！こっちの方がずっと旨い
ビンゴ～
やっぱりね～
たぶん私って無意識がかしこいのよね
それどーゆー意味？
？
つまり脳みその原始的なブブンが発達してるってこと
ちっちっ
脳みそ簡略図
新しい層
中間の層
古い層
カンが働くってそーゆーことかな
人間の脳って「大脳皮質」だけじゃなく古い脳の皮質を含めて活動してるんだよね
人間の脳
言語思考など理性を司どる
Hello
古哺乳類の脳
情動感情を司どる
爬虫類の脳
生命維持を司どる
この辺のブブンがかしこいというワケね

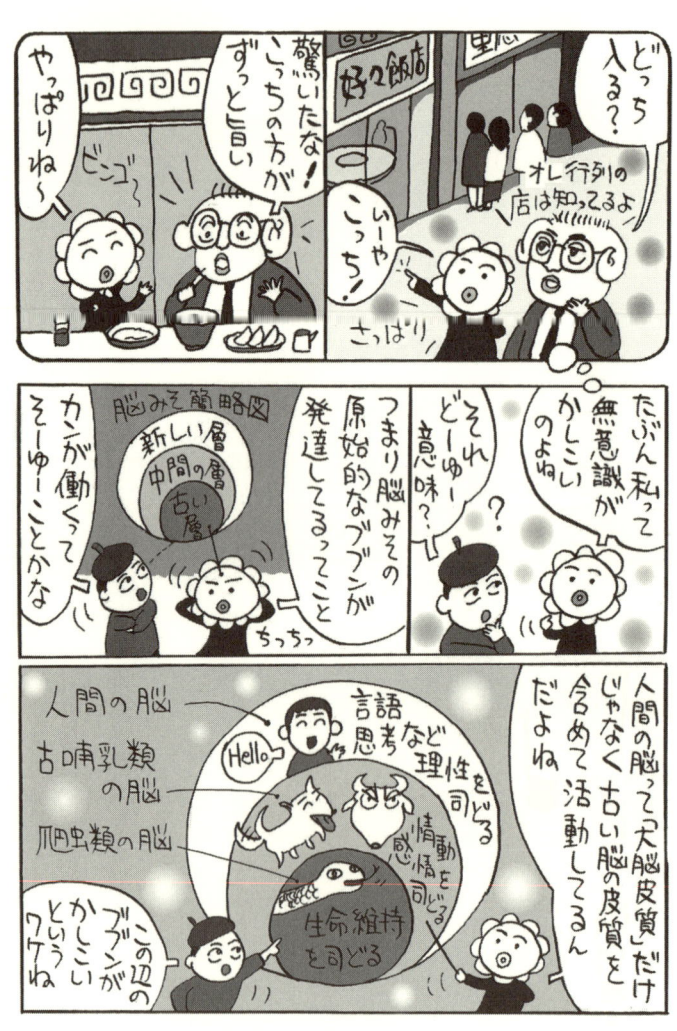

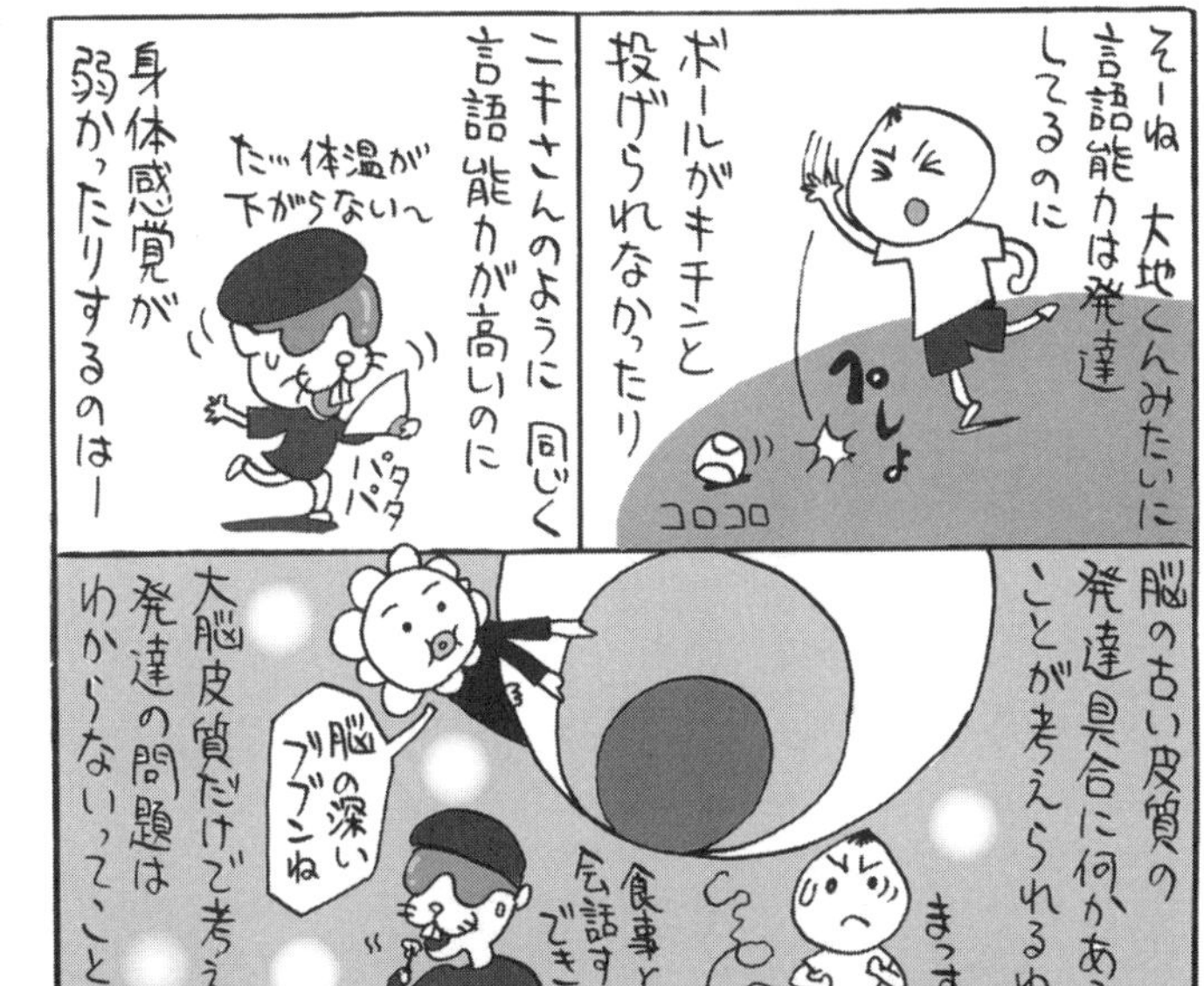
そーね 大地くんみたいに言語能力は発達してるのに
ボールがキチンと投げられなかったり
ぺしょ
コロコロ
ニキさんのように 同じく言語能力が高いのに
だ〜 体温が下がらない〜
パタパタ
身体感覚が弱かったりするのはー
脳の古い皮質の発達具合に何かあるってことが考えられるわけ
まっすぐ走れない
食事と一緒に会話することができない
脳の深いブブンね
大脳皮質だけで考えてると発達の問題はわからないってことよ
でもそれを正しい方法で導いていけば…
パタパタ
ちゅん平みたいに就職できるまで発達できるわけよ
ばふっ

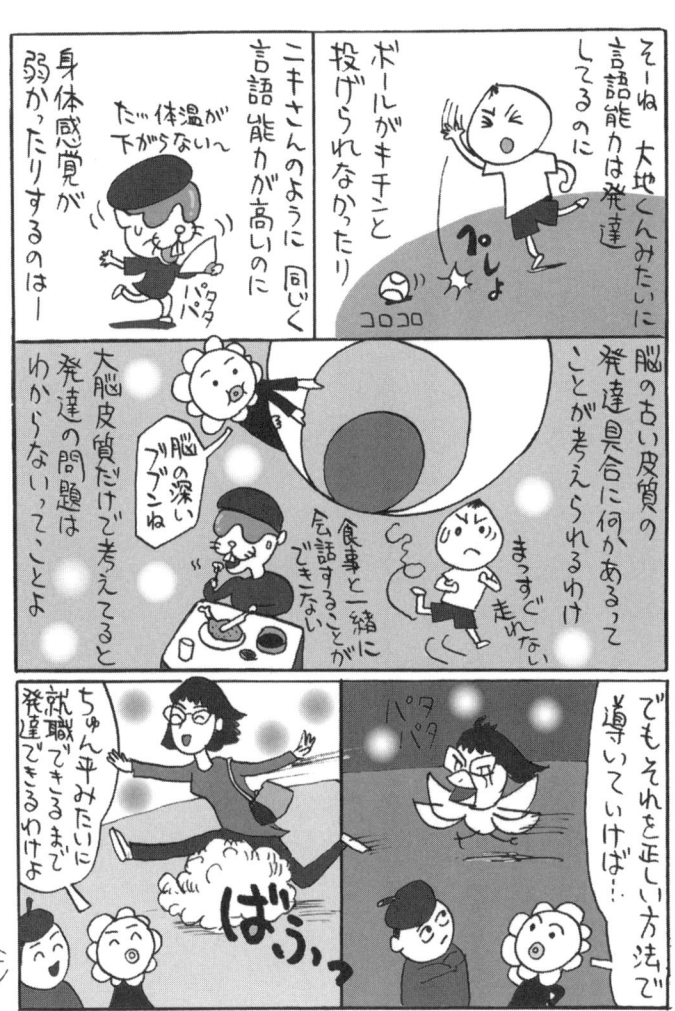

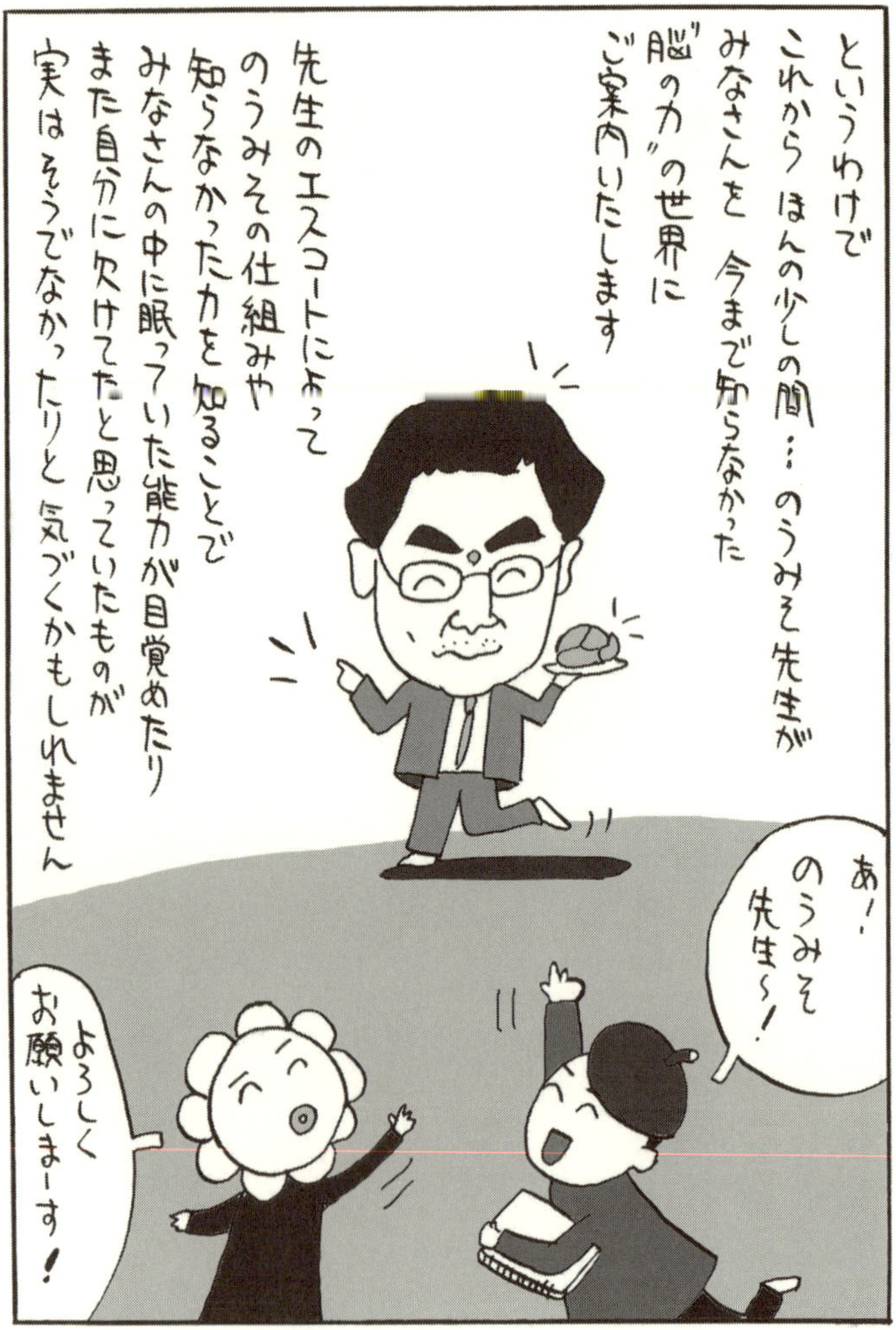
というわけで
これから ほんの少しの間… のうみそ先生が
みなさんを 今まで知らなかった
"脳の力"の世界に
ご案内いたします
先生のエスコートによって
のうみその仕組みや
知らなかった力を知ることで
みなさんの中に眠っていた能力が目覚めたり
また自分に欠けてたと思っていたものが
実はそうでなかったりと 気づくかもしれません
あ! のうみそ先生〜!
よろしくお願いしまーす!

目次

はじめに 『障がい』ってなあに？

私は生来の気質として、「好奇心旺盛で、新しもの好きで、想像力豊かで、衝動性が強い」という特性を持って生まれたらしい。

恐らくそのために臨床途中で基礎研究に没頭したり、障がいを持つ子どもを授かったのを契機に障がい臨床に移ったり様々な仕事をしてきた。

「社会性は弱くても好奇心とこだわりがある」気質を、「組織に縛られないで自分なりに精一杯生かしてきた」からこそ、今日の自分らしさがあると思っている。

発達障がいを持つ子どもたちの診療や療育のなかで、「マイペースでのびのびと自然な自分を出せたこと」で、「発達障がい特性をいっぱい持っている自分」を発見することができた。

その自覚があったからこそ、それを仕事に生かして独自な診療や親身な相談ができたし、忙しさの中にも生き甲斐を感じて頑張ることができたのだと思う。

人の持つ「能力」とはなんだろう？

能力とは、出して使って感じてみないと、わからないし見えないし伸びないものである。能力には計れるものと計れないもの、主観的なものと客観的なものがあり、予感・直感などもまた、能力である。

脳から説明すると、能力（脳力）とは前後・左右・上下・内外などの脳機能の組み合わせとバランスで成り立っている。そして、そのどこかに弱いところがあると他の部分の力が強まる。

脳は外的環境や内的環境から過剰な刺激が入らないように、「意味」というフィルターで護られている。入力情報に「意味」をつけることで刺激をより分けている。

発達障がいのある人の場合、ここがうまくいかないことが多い。

では発達障がいを語るときの「発達」とはなんだろう？

発達とは、遺伝的要因と環境要因（対人関係）の相互作用に影響され、節目・変わり目がある。その機能は遺伝子によって決められているが、どの機能がどの程度に発現するかは環境や人の刺激による。

そして、実はこの環境というものの見え方・感じ方・捉え方も個人の脳の持つ力によって決められていて、外に見える環境は内に抱く環境の現れ（投影）でもある。

ストレスが処理不可能なレベルになるとき、内と外、二つの環境が分離（解離）する。

では、発達に障がいがあるとはどういうことだろう?

それには二つある。「発達のさまたげになるもの」と「そのために生じたダメージやトラブル」の二つだ。

そしてその要因には、器質的要因と心理的要因がある。

身体や精神や脳などに機能の障がいがある人もいれば、家庭や学校や社会などの環境に障がいがある人、自分という認識、自信、自尊心などの主体性に障がいがある人もいる。

障がいとはさまざまな能力における遅れと偏りとゆがみ(凹凸)であり、その現れでもある。

種類や内容や程度の違い、時期や持続や変化の違いはあっても、人生において障がいを持たない人はいない。


そう。広い意味で障がいを持たない人はいない。

だから言いたい。障がいを持つことは恥ずかしいことでも隠すべきことでもない。

人は何かを得れば何かを失い、何かを失えば何かを得る。

人は弱さや苦脳を持つがゆえに、人の痛みがわかり仲間を作って助け合い成長していけるのだ。

第1章

「発達障がい」を脳から説明してみよう

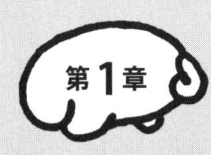

実にバラエティ豊かな「発達の偏り」

浅見　先生、本日はお忙しい中たーくさんの荷物をお持ちいただきありがとうございます。膨大な本とレジュメですね。それに診断にお使いの特性チェックリストまで！

長沼　浅見さんが脳から見た発達障がいの本を作ることにご興味があるというので、参考になりそうなものを持ってきました。

浅見　ありがとうございます。参考にさせていただきます。

実はですね、長沼先生の本を作らせていただこうと思ったのは、「発達障害は治りますか？」という本を作ったときに、著者で精神科医の神田橋條治先生からこういうご提案があったのがずっと心に残っていたからなんです。

神田橋　とにかく今日の問題はね、診断が粗すぎるでしょ。アスペルガーとかＡＤＨＤとか高機能自閉症とか。本来千人千通りの病態が大雑把にくくられている。大事なのは、鑑別診断ではなくて今この人に何をすればいいかという視点です。そういう視点が今の粗い診断にはない。

友人である黒田洋一郎さんに言わせると、今の発達障害の学問が遅れたのはいっぱい分類したからで、これとこれが何とかとか、これとこれが重なっている場合はこっちのほうとか、もう実にくだらん。症状は本来複雑系だ。本来複雑系なものをデジタルに正確に切り分けようとすると、猛烈に手間がかかるんですよ。

要は知的障害も含めて、全部脳にシナプスの発育のおくれがあるだけのことだからね。だから現れる形は様々だし、一般の人との間にきれいな連続性がある。そりゃあね、軸索が一本少ないとか二本少ないとか、いっぱいいますよ。ちゃんと社会適応している人の中にもね。だから、みんなみんな発達障害だ。

神田橋先生のおっしゃるとおり、発達障がいと診断されている人の状態像は千人千様ですよね。診断名は、ある種のカテゴリーにしかすぎない。だから自閉症だからこういう療育、ＡＤ／ＨＤだからこういう療育、と紋切り型に療育や支援を選んでも本当にその人に合ったものにめぐりあうのが難しい。

そして診断がつくほどではなくても、あるいは診断されることを現時点では選んでいなくても、誰にでも発達障がい的なところはありますよね。ただ、その程度が違う。ニキ・リンコさんは、偏りの特性の量がある一定限度に達すると質的なものになるんじゃないかなんていう実感を持っているようですが。

結局、発達の偏りを持った方に本当に役に立てていただけるためには、もっと一人一人の特性を細かくとらえることの参考になるような、そういう本を作らなきゃいけない、とずっと問題意識を持っていました。

そんなときに先生のお仕事に触れ、先生が目の前の人の特性をとらえる「軸」をたくさんの専門家から学ばれていることを知りました。

様々な軸を駆使し、特性を細かくとらえて、その人その人に応じた治療に結び付けていらっしゃることを知りました。

しかも、それが脳の発達の知識に裏付けられている。それを知って、ぜひ先生の知見を読者の皆様にお届けしたいと思ったのです。

障がいと才能は表裏一体

そうですか。たしかに、「みんなみんな発達障害」という神田橋先生の言葉は本当にその通りだと思いますね。発達のデコボコは、僕にもあるし、浅見さんにもあるでしょう。得意と不得意があって、得意なところを磨いていく。けれども不得意なところを完全には避けずに鍛えていく。そうやって社会人生活を送っています。

人は皆発達の偏りを持って生まれてきています。そしてそれは時として強みにさえなるのです。強みと弱みは表裏一体ですからね。

才能と障がいの関係ですね。人の能力には多かれ少なかれ偏りがあって、引っ込んだところがあるならきっといいところもあるというのが、先生の一貫したお考え、そして治療方針なのですよね。

僕は脳外科→神経内科→神経生化学→小児精神科→精神科と学んできたおかげで、発達を脳で診るようになりました。部分から全体まで、ミクロからマクロまで、意識から無意識まで。

発達障がいをいつも脳という視点でみてきました。そして、脳だけでなく心と身体と無意識と関連させて考えてきました。人間を多重な次元から観ることで人間の強さが見えてきました。

「ある行動」の基礎にあるもの

この図を見てください。

周囲の目から見て「発達障がいではないか？」と疑われるような問題があると思われるときには、周囲はその人の行動を見て判断しているのでしょう。けれども行動の根底には、四つの問題があります。

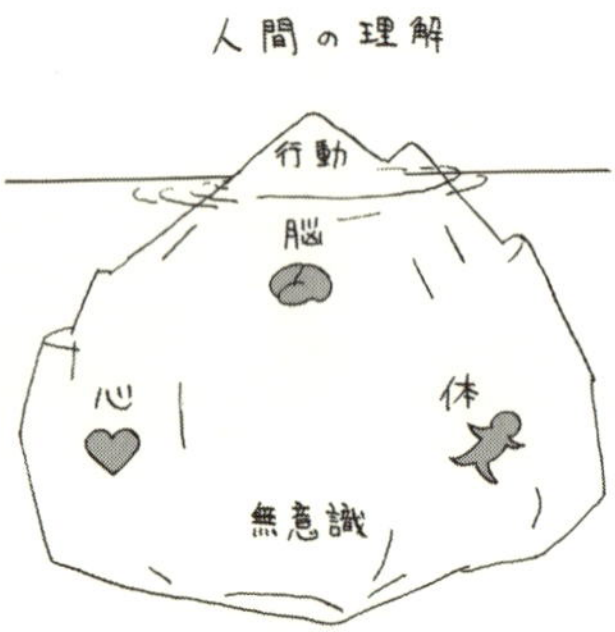

1 脳の問題
2 心の問題
3 身体の問題
4 無意識の問題

です。ここに適切な働きかけ方をせず、ただ闇雲に叱りつけても、行動が変わることは難しいです。

たしかにそうですね。適切な行動を導くためには、その人の本質をよく見極めて、その人のどこが苦しんでいるのかをつかんで、そしてアプローチしていかなければならないのですね。

脳と心はどう違うか？

ところでこの表を見て思うのですが、先生は脳の視点から発達特性を見ながらも、脳とは別に心が存在するというお考えなのですね。普通、脳の立場に立つ研究者の方はむしろ、「心」＝「脳」である、と割り切った考え方をしていらっしゃるように考えてきたのですが。

それは、まずその質問を問うている側が何をもって「脳」や「心」と言っているのか、そこをはっきりさせてから考えたほうがいいですね。たいていの場合、恐らくは「脳」が頭の中にある器官としての脳、「心」が意識できるこころ、を意味しているのでしょう。しかし、これでは人間のごく一部の表面的なものしか見ていないことになります。

僕自身の考えはこうです。

・脳は、脳と繋がっている脊髄や末梢神経系、自律神経系、筋肉系、内臓系までも含んで考える。

・心は、意識でき推測できるものだけではなく、意識も推測もできない無意識のものまで含んで考える。

実はまさにここに脳科学の新しい知見があるんです。そして僕としては、その知見を診立てや治療に生かしたいと試行錯誤しています。

　正直言って、現時点で私には先生がおっしゃっていることがわかりません。あるいはこれから先生の臨床方針や実践について伺っていくうちに、何が脳で何が心か、わかってくるかもしれませんが。

　そうですね。それがわかるように議論を進めていきましょう。

「身体」や「無意識」も発達障がい治療の対象になる

はい。お願いします。
ただ私にも、現時点でわかっていることが一つあります。それは、この「身体」の部分です。発達障がいの方の身体感覚、つまり五感の偏りや運動面での不器用さという一見情緒とは関係がない身体機能が、表面に現れる行動の基礎になっているというのはよくわかります。だからこそ身体感覚に働きかける療育が功を奏する方が多いです。
ただ、この「無意識」というものが治療の対象になるというのは初耳です。これは、何なのでしょうか？

これが今、脳科学の分野で起きているコペルニクス的転回のキーワードです。
人間は従来、意識に上るものだけを自分の気持ち、心の動きと考えてきました。けれども最近の脳科学では、無意識というものの力が結構大きいのではないかと言われるようになりました。
無意識というものを司っているのは、脳の部位で言うと、爬虫類脳といわれる脳幹や旧小脳といった生命維持にかかわるとされてきた脳ですね。あと古哺乳類脳といわれる情動にかかわるような大脳辺縁系の脳です。そして僕の経験では、ここに働きかけることが、発達障がいの人の治療でも効果があるのです。こうした、大脳皮質下の脳に働きかけることによって、自分で自分を治していくような、そういう状態に導く治療ができるのです。

「自分で自分を治す」って、すごくよくわかります。これまで二次障がい↓一次障がいと改善させてきた発達障がい当事者の方たちを何人も見ましたが、たしかに皆さんそういう状態になっていき、それからの改善は目覚しいものがありました。先生もたくさんの方々の再生に立ち会ってこられたのですね。

治療方針——障がい特性をむしろ活かす

それでは先生にとって、「発達障がい、あるいは障がいとまでは言えなくても発達のデコボコを持った人に対する治療」とはどういうことですか？　これは詳しくは次の章で説明していただくつもりですが、とりあえずこの時点で、基本的な方針を教えてください。

そうですね。治療の最初の道のりは、二次障がい、三次障がいの治療です。

たしかに、せめて二次障がいは治ればいいのにと思います。実際は多くの方が、二次障がいもこじらせていたりしますが。

そう。まずは、二次、三次障がいを「治す」必要があります。そしてそのうえで、一次特性やゼロ次特性（障がい以外の特性）を「活かす」のです。

一次特性、っていうのはまだわかるんですがゼロ次特性って何なんでしょうか？　そしてそれを「活かす」とはどういうことなのでしょうか？　それはまた、先生のお話の中から読者の方々と一緒に学んでいきたいと思います。

高次脳機能障がいとして考える

ところで先生、改めてお聞きしたいのですが、先生にとって発達障がいとはどういうものですか？

どういうもの、とは？

たとえば神田橋先生だと、シナプスの発育不良があるとおっしゃっていましたが。そういう意味合いで、長沼先生が発達障がいというものをどうとらえていらっしゃるのかな、と思いまして。

あ、そういう意味合いでですね。

そうですね。一言で言うと、高次脳機能障がいですね。何らかの原因で心や身体と一体となった脳に機能障がいが生じ、その後の発達が阻害されたのだというふうに見ると、色々なことが見えてくるし関わり方もはっきりしてきます。

高次脳機能障がい？　先生、私のような素人には、高次脳機能障がいって脳卒中のような病気や、交通事故などで損傷を負うような後天的な障がいというイメージがむしろ強いんですけれども。

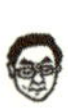
単に物理的な損傷という意味ではなく、脳へのダメージをお腹の中の成長過程で受け、その後の脳・心・身体の発達が何かしら阻害されたことで脳の発達アンバランスが生まれたというのが僕の持っている発達障がい観です。高次脳機能障がいというと昔は脳の皮質の問題だと思われていました。すなわち、影響を受けるのは認知だけだと思われていました。けれどもそうじゃないことがわかってきました。注意力も社会性も、記憶の仕方も情緒も混乱するし、おまけに身体までも不器用になったりします。

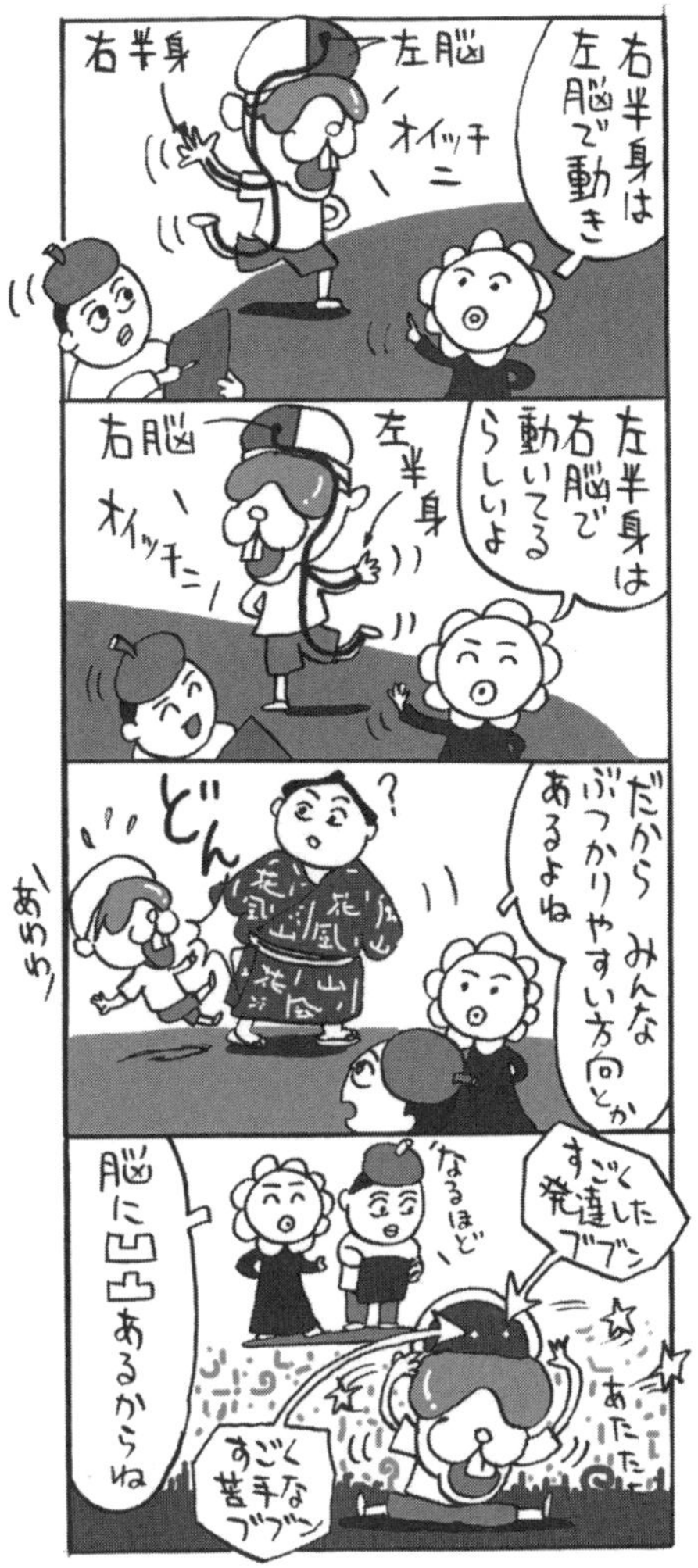
右半身は左脳で動き
左脳
右半身
オイッチニ
左半身は右脳で動いてるらしいよ
左半身
右脳
オイッチニ
だから みんなぶつかりやすい方向とかあるよね
?
どん
あらら
すごく発達したブブン
なるほど
脳に凸凹あるからね
あたたた
すごく苦手なブブン

あ、まさに発達障がいそのものですね。

そうです。いわゆる脳外傷では、大脳の基底部分や神経軸索が損傷を受けやすいし、生まれもっての弱い部分が壊れやすいのですが、発達障がいの人は、遺伝的に弱い部分をもち、かつ広い意味で脳・心・身体に外傷を負ったのだと考えるとわかりやすいかもしれません。

脳・心・身体を発生学的に、そして多元的に、様々な側面から見なきゃいけないというのが発達障がい診療です。僕はそう考えています。

様々な側面からとは？

植物に例えるならば、どんな種類で名前で、どんな姿で色で匂いで、根や幹や枝や花や実はどうで、土や水や温度や栄養は足りているかとか、虫はいないか傷はついていないかとか、支えやスペースは要らないかとか、愛情や言葉は足りているかとか、いつになったら咲くかとか、どんな人に育てられてきたなどなど、ですね。

ははあ、なるほど。そこまで見るんですか。

脳でいえば、大脳皮質（脳の一番外側にある人間らしい認知を司る部分）だけでも四つに分かれていますよね。脳の各パーツは胎児のとき、どういう順番で発達していくのですか？

あ、これは覚えておくといい。脳の発達はですね、下から上、右から左、後ろから前、中から外、こういう原則があります。そしてその規則に従うと、発達の初期にどこか異常が起こると、それが巡りめぐって全部の脳に反映されアンバランスを生じるんです。

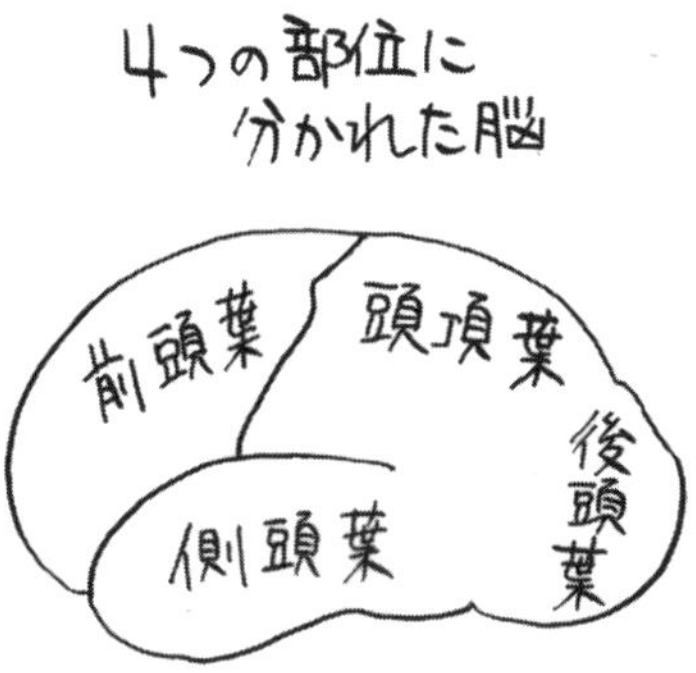

脳の発達の順番

1. 下から上

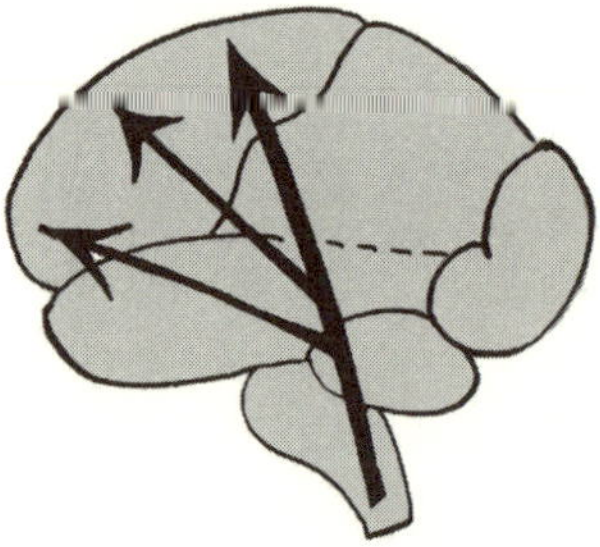

2. 右から左

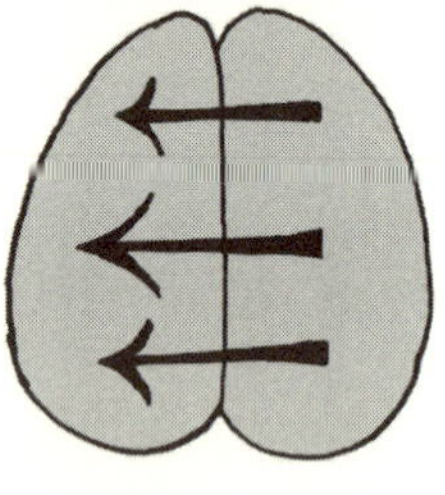

3. 後ろから前

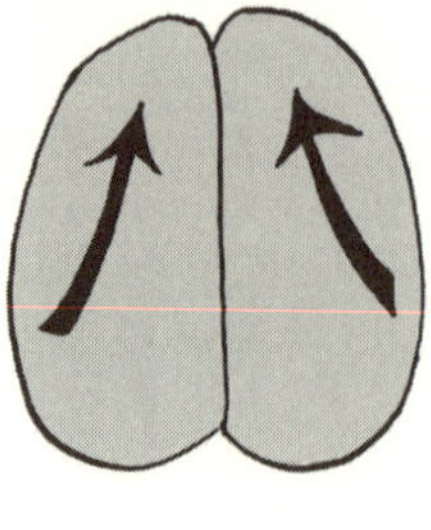

4. 中から外

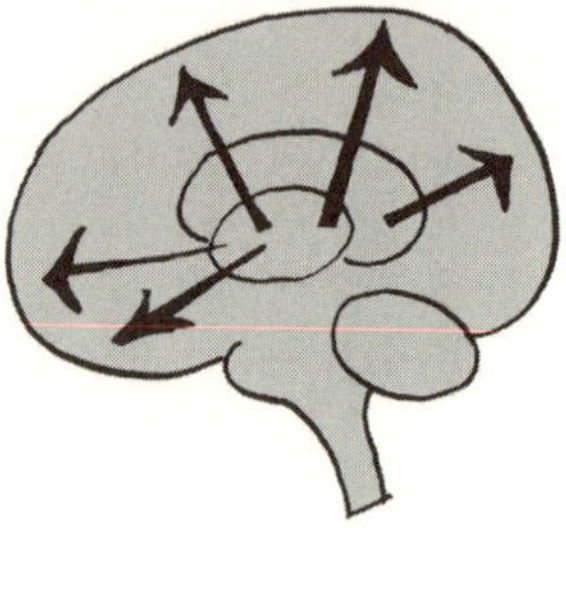

あ、なるほど。どこか不具合が起きれば、そこが基礎になって次の部位ができるわけですものね。

そういうことです。そして最終的には人間らしさを最も反映する左前頭葉の発達に影響していくんです。

はあああ。

だから発達障がいは「広汎性の障がい」なんですよ。そういう風に僕は考えています。脳幹や小脳や辺縁系といった、本能的な部分をコントロールする非常に重要な場所でまずトラブルがあるんですよ、恐らく。

だから不思議なことに、見かけは普通なのに部分的に機能がやられていて、それを代償する機能のいい部分があってアンバランスなんです。表面に表れない目に見えない機能障がいなんです。

たとえば「ちょっと鈍い」理由も脳神経にある

けれども今は脳科学が進んだおかげで、脳の機能分析ができるようになって、ずいぶん色々なことがわかってきました。たとえば僕は、かつてＭＲＩ装置を用いて大脳・小脳の白質の化学分析をやってみたことがあります。そして驚いたのは、脳外傷の人はもちろんですが、発達障がいの人にも白質に異常があったんです。

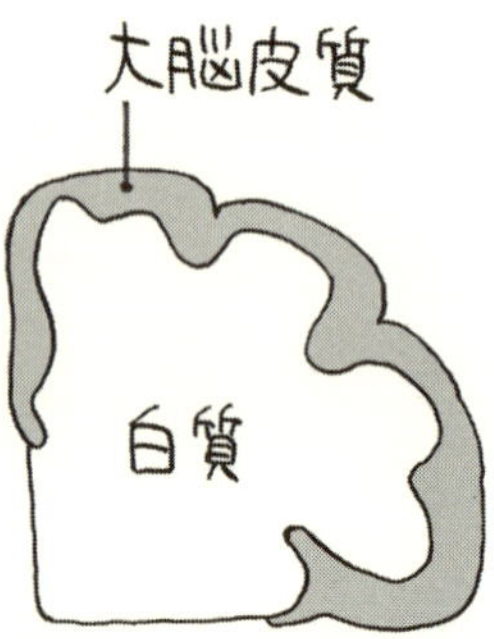

すみません。私はまったく素人なので、どうして大脳皮質ではなく白質に障がいがあることがそれほど驚きなのかそのあたりからご説明いただかないとわからないんですが。えーと、白質っていうと、神経線維の集まったところで皮質の下にあるところですよね。

そうです。脳表面の厚さ数ミリしかない大脳皮質の層には神経細胞が詰まっていて、そこから長い神経軸索を伸ばして他のいろんな領域と連絡しています。白質というのはその軸索の通り道、つまり神経ネットワークの部分なんです。神経細胞から伸びた軸索にグリア細胞というものが巻きつくと、神経伝導のスピードが飛躍的にアップします。

はあ。

これが起こらないと神経ネットワークとしての機能が弱くなります。自閉症の場合、近隣皮質を結ぶ短い神経線維同士の伝導はよく、遠隔皮質を結ぶ長い神経線維の伝導がよくないらしいのです。また、自閉症の認知特性のひとつとしてスロープロセスシング（情報処理が遅い）ということが最近言われるようになりました。だから、自閉症の人の中には、そのときぴんとこない、でもゆっくり考えたらわかる、っていう人たちがいるでしょう？

あ、たしかにそうですね。

最近の自閉症の脳研究では、自閉症脳ではさまざまな長い神経線維の伝導網構築（専門家はこれを髄鞘化と呼ぶんですけど）が減少し、局所の神経線維では増加していたと報告されています。この「長距離接続の低下」と「局所接続の強化」という神経発達の特徴の結果、社会性やコミュニケーションなどの高度の情報処理が苦手になり、局所や細部に特化した情報処理が得意になる傾向が生じるのではないかと議論されています。

脳の部位にはそれぞれ役割がある

はあはあ。なるほど。近場同士の連絡に強く遠くとの連絡に弱いわけですね、自閉症の人の脳神経は。だから社会性とかは弱いんだけど、細部に注目するのが得意、と。

ところで私は素人なりに、脳が色々な場所に分かれていてそれぞれの役目を果たしていると理解しています。では、発達障がいという大変バリエーションがある現象の中で、どういう症状の人はどの部位に問題があるとか、相当もう特定されているものなんですか？

そうですね。脳の局所機能については神経心理学の長い研究の歴史があって、脳のどの場所にどのような機能が発現するかについてかなり明らかになってきています。現在は、機能的脳画診断法により脳を立体画像でとらえられるし、リアルタイムに計測できるという時代になっています。そこで、どこの部位がどういう役割を果たすかを説明するために、発達障がいの説明用にこの図を作りました。

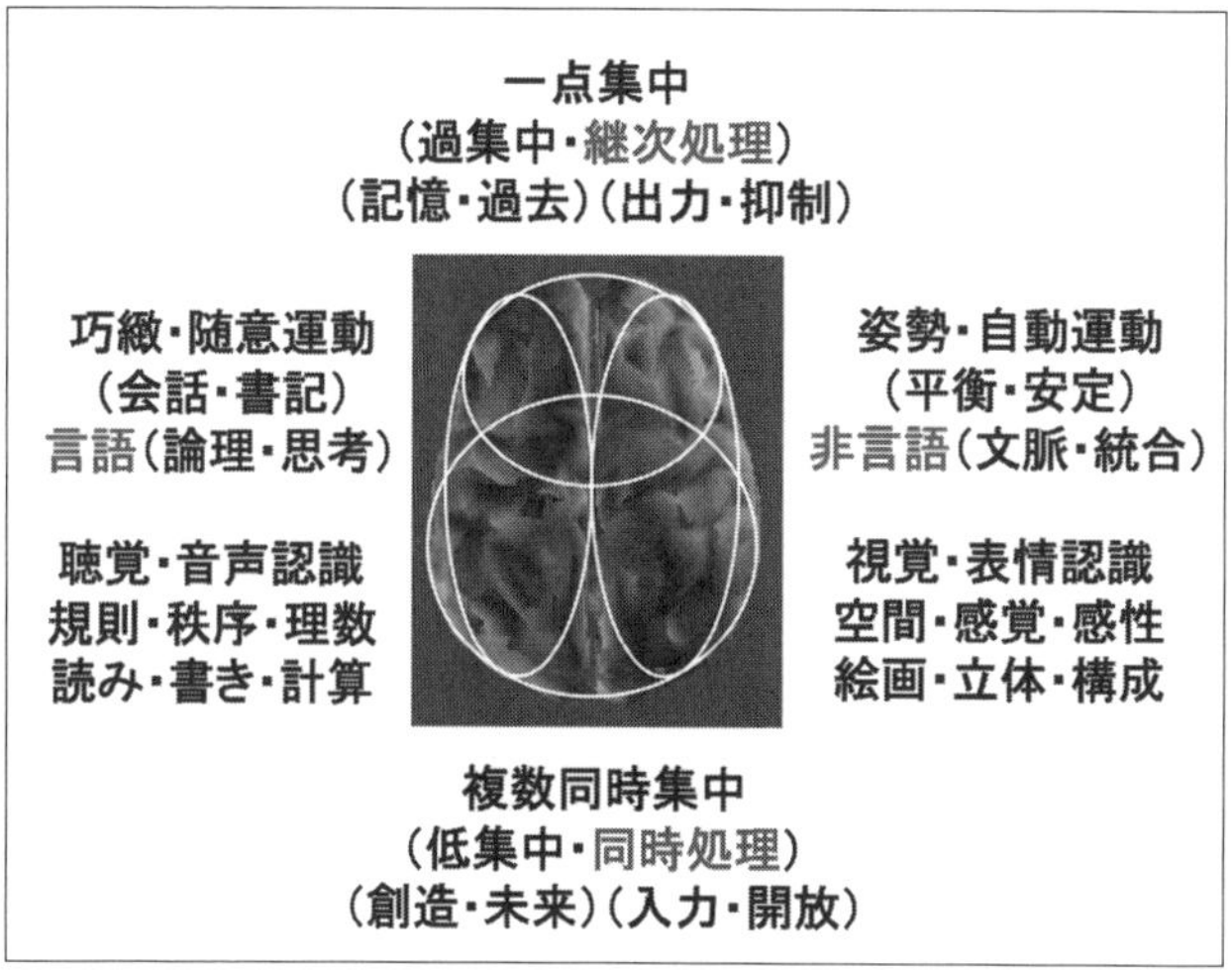
一点集中
（過集中・継次処理）
（記憶・過去）（出力・抑制）
巧緻・随意運動
（会話・書記）
言語（論理・思考）
聴覚・音声認識
規則・秩序・理数
読み・書き・計算
姿勢・自動運動
（平衡・安定）
非言語（文脈・統合）
視覚・表情認識
空間・感覚・感性
絵画・立体・構成
複数同時集中
（低集中・同時処理）
（創造・未来）（入力・開放）

うー。わからない。先生、私、図が読めない人なんです。文章で言ってくださったらわかるんですが。

じゃあ、まずは情報処理についてご説明しましょう。人間の情報処理には二系統あります。浅見さんが得意なのは文章で読み順を追って理解していく継次処理ですね。そして、苦手なのは絵や図などを見てぱっと理解する同時処理です。

それはやっぱり脳みそが違うわけですか？

継次処理は脳で言うと前頭葉と側頭葉の連携プレイで処理しています。そして、同時処理は、頭頂葉と後頭葉と側頭葉の連携プレイで処理しているんですよ。

ああ、そうなんですか。私は地図とかも読めなくて、道順は字で言ってもらったほうがいいんですね。「何々の看板が見えて二本目の道を右に曲がって三軒目の三階建てのビル」とか。でも、地図は読めないです。それも、脳みそがどういう風に働いているか、すなわち脳みそのどことどこの連携が強いか弱いかで決まっているんだ。

ところで、この脳の図ですが、言語系とか非言語系とか理数系とか芸術系っていうのはなんとなくわかります。人の意図を読み取るときだって、言語で伝わってくるものと言語以外のもので伝わってくるものがあるし。言語を理解することと非言語的なメッセージを読み取ることは当然違う機能で、人によってそれぞれ強い弱いがあるということですね。

でもこの「記憶・過去」とか「創造・未来」とかってどういうことですか？　思考に過

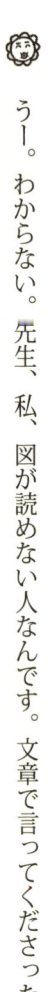

去とか未来とかあるのですか？

「記憶・過去」っていうのは「ねばならぬ」系の思考です。過去の記憶が強くて、その記憶どおりにならねばならぬという志向になる人が自閉症の人にはいるでしょう？

あああ、たしかに。

過去に生きるというか、過去こうだったからこうなるはず、という志向が強い人たちですね。

それに対してＡＤ／ＨＤタイプの人は、外から新しい刺激を取り入れようとどんどん未来に向けるんです。

追々話していきますが、脳の活性っていうのは高ければいいんじゃなくて、ちょうどいいのがいいんです。活性が強すぎてもいけないんです。パニック症状の時なんかも前頭葉の活性が過度に高い状態ですし。

ああ、なるほど。過去からの情報と、未来からの情報を、バランスよく取り入れて判断できる状態がおそらくベストなのでしょうね。けれどもどちらの情報を活かすかも、脳みその連携の仕方で変わってくるのですね。

私は一部の自閉症スペクトラムの人を見ていて「過去にダメだったから今度もダメに違いない」ってあきらめてしまうので実は歯がゆい思いをすることがあります。それは過去志向が強い脳みそだからなのですね。

自分は過去志向が強い、と自覚するだけで、自分のバイアスを知ることができますよね。そうしたら、ちょっとは将来に脳みそを振り分けられないものでしょうか。

予測し、実行し、フィードバックを得る。そういう出力型の学習方法が治療には不可欠なのです。それも、治療についてのところで詳しく触れましょう。

そうなんですか。でも、そういう学習に乗り出そうという気になるためには、未来に希望を持つことが必要なことに思えますね。

発達障がいの人の疲れやすさを脳から探る

ところで、こうやって脳の部位を見ていくと、面白いことがわかってきます。たとえば浅見さんも自閉症の人とつきあっていて、体力がなくて疲れやすい人が多いことには気づいているでしょう?

はい。疲れやすい方が本当に多いですね。自閉症の情緒的な特性よりもまず、そちらが社会進出のバリアになっているんじゃないかと感じるほどです。

例えばアスペルガー症候群の人と慢性疲労性症候群の人の脳は、脳の同じ部位に活性低下を持っているようなんです。

そうなんですか？

僕自身も驚いたのですが、それは帯状回皮質の前部なんですね。

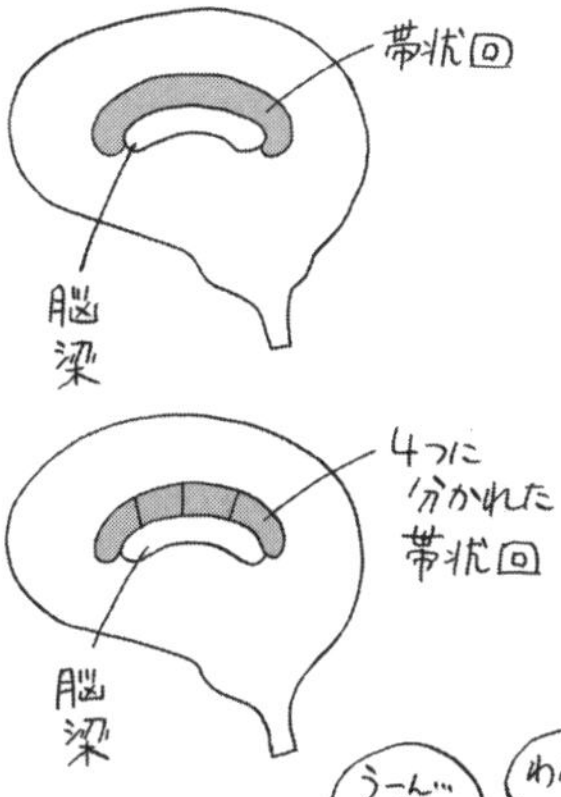

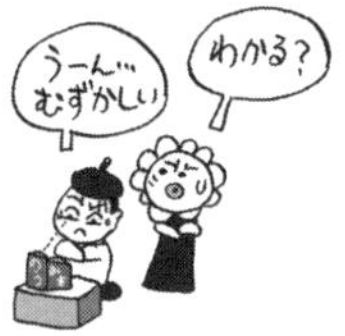

帯状回皮質は皮質下の神経系と皮質の神経の中継基地になっている場所なんです。ここの前方部分の活性低下でいくつかの状態を同時に説明できるんです。

まず自閉症ではここでてんかん波が発生しやすい場所なんです。そして慢性疲労性症候群の人の場合には、この場所のいくつかの神経活性が落ちていることがわかっています。

また催眠治療における催眠効果がやはりこの場所に変化を起こすんです。さらに内臓知覚を受けて自律神経機能の調整にも関わっているようなのです。

帯状回皮質は左右の脳を結ぶ神経線維の束である脳梁のすぐ上に位置し、前後に長く左右両側にあります。そして帯状回の一番前方部分が情動領域、その後方に続く部分が認知領域と呼ばれている場所で、アスペルガー症候群ではここのセロトニン神経系の活性が低下しているようです。

たしかに。そこに不具合があるとするならば、自閉症やアスペルガーの方が疲れやすかったり自律神経のコントロールが難しかったりすることに一挙に説明がつきますね。先生は臨床の中で脳画像を撮られたりして、それに気づかれたんですか?

僕はつねに自閉症を脳の機能から見る立場でいたんで、ここ二十年くらい新しい情報や関連する情報を追いかけ続けてきました。そうすると、同じ場所があれにもこれにもそれにもかかわっているんだな、とそういうことで整理がついてきたんです。

ははあ。では、自閉症に関連した情報をあといくつかあげていただけないでしょうか。たとえば、ここどうでしょう。

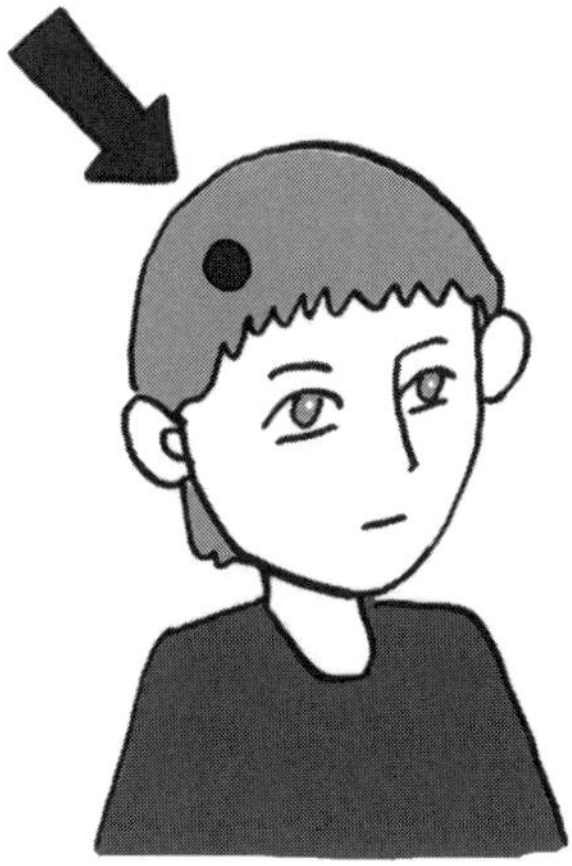

右の頭頂葉ですね。右の頭頂葉というと、空間や立体を認識し構成や操作をする部位ですね。かつ自己視点を獲得する部位でもあります。

自己視点？

同じ空間を見る場合、自分の目から見るか他者の目から見るかで視点が違うんです。人は普通、その二つのどちらかを選んで空間を見ています。両方同時にはできないので視点を切り替えながら見たりできるんです。左頭頂葉が他者視点、右頭頂葉が自己視点の脳ですね。

左の頭頂葉の機能が弱い場合には、右側が代償的に強くなります。逆に、右の頭頂葉の機能が弱い場合には、左側が代償的に強くなり他者中心的な視点が強くなるというわけで

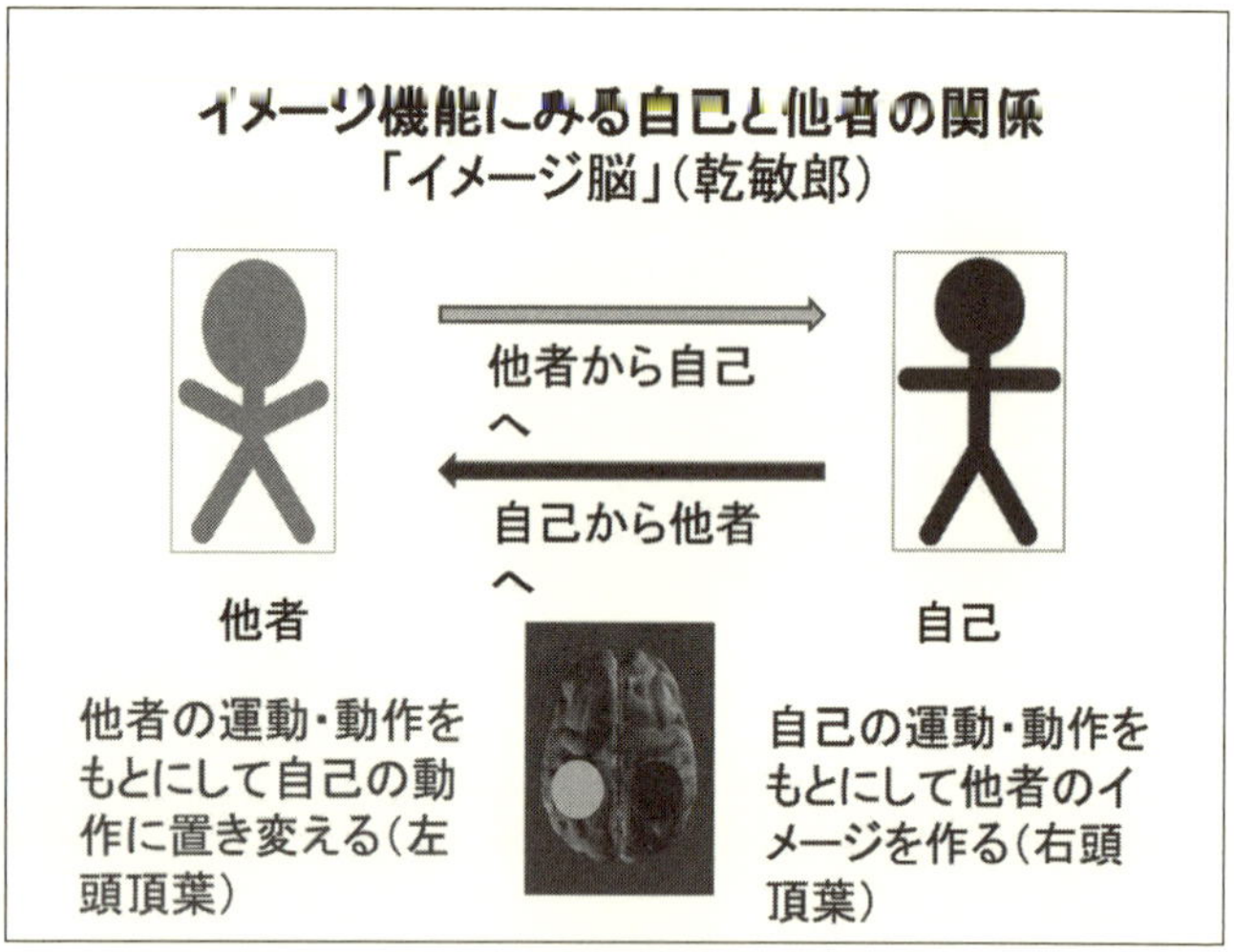
イメージ機能にみる自己と他者の関係
「イメージ脳」（乾敏郎）
他者から自己へ
自己から他者へ
他者
自己
他者の運動・動作をもとにして自己の動作に置き変える（左頭頂葉）
自己の運動・動作をもとにして他者のイメージを作る（右頭頂葉）

す。両方がバランスよく発達していると自己視点と他者視点がうまく切り替えられますが、発達障がいの場合にはそれがバランスを欠いている場合も多いです。ちなみにアインシュタインは左の頭頂葉に構造異常があり、文字に弱い面があった一方で、思考実験などの右脳的なイメージ能力が備わったと考えられそうです。

先生のお話でとても面白いのは、脳の障がいされている部分と才能っていうのがペアになっているという考え方ですね。アインシュタインの脳を例えに出されていますが、障がいされている部分があると、それを代償するために発達する部分があり、それが時として天才的な仕事を成し遂げる基礎となるのですね。どこかがぼこっとしていると片方の強い部分がそれを代償して発達し、だから発達の凸凹があって発達障がいであり天才という人が出てくるわけですね。

そうです。そういうことみたいです。病気や怪我などによって左側頭葉の一部の機能が障がいされて、脳の抑制がはずれるとサヴァン症候群的な特別な能力が発揮されてくることがあります。左側頭葉の一部の機能喪失に伴って、右脳の機能が高まるのではないかと推測されています。

では、弱いところがどこにあるかが逆に、その人の強みを教えてくれそうですね。

その通りです。そして強いところを伸ばすことが、本人の生活の質を高めるのです。たとえその能力が、天才の域には達していなくてもね。

そして天才的な能力を持つ方々は、なんの努力もなしにそうなったのではなくて得意な能力をただただ磨いたのです。徹底的に磨いてその機能を高めたんですね。その結果そういう才能が芽生えたんです。

なるほど。

脳は連携プレイをしている

ではここで一つ、初歩的なことをお聞きしたいです。脳は単純に一つの部位だけで特定の機能を担当するわけじゃなく、他の部位との関連の中で機能を果たしていると聞いています。「特定の部位が特定の機能を果たしている」というとき、他の部位との関連はどの程度考慮されているのでしょうか。

結局、脳の機能というものも、心や身体と同じように、色々な変化やバランスの上に成り立っているわけです。人間そのものを見るときも、様々な変化やバランスや調和を考えていかないといけません。とくに発達の問題をやっていると、局所の問題だけでは見えないものが必ず出てきます。見えない部分も含めて全体にどうまとめるのか、全体のバランスや調和が問題になってきます。

ボールにたとえるとまん丸の柔らかいボールであれば一番美しく、小さくても遠くまで飛んだり跳ねたり転がったりしやすいです。ただ、それが凸凹であったりするとそうはいかないのです。そのような議論を脳や心や身体でやると発達の特性が見えてきます。

たとえば感覚過敏とかを持っている方は多いですが、あれなんかも、脳の部位のどこに不具合があるかとか、ある程度わかっているんですか？

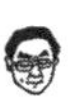

それこそ今のような考え方をしないといけません。感覚の入り口である耳や目や舌といった感覚器の問題、内臓や背柱などの末梢の問題ももちろんあるわけですが、たとえば慢性疼痛症のような場合、痛みを引き起こしているのは身体の痛む場所だけではなく、それをコントロールしている脳内の問題なんですね。

感覚というのは、不安のときに感覚過敏が余計にひどくなったり、意識の解離状態では感覚が鈍麻してしまったりしますよね。つまり、どうして感覚が敏感になったり鈍磨したりするかというのは、感覚器や感覚皮質の機能だけでは説明つかないんです。

感覚神経系は、感覚皮質はもちろん、情動に関係する扁桃体とか、記憶を司る海馬とか、自律神経の調整をしたり身体の痛みに関係する前帯状回とか、覚醒・意識状態を調整するノルアドレナリン神経系とか、痛みの閾値を調整するセロトニン神経系の働きとかそういうものと結びついて働いているんです。

脳を「ちょうどいい」状態に持っていくのが治療

扁桃体のお話が出ましたが、情緒といえば最近、扁桃体がブームですよね。ブームといったらおかしいですが。なんか社会性に関係あるんですよね。そして、頭の横っちょにあるんですよね（編注：46ページの図を参照のこと）。

そうですね。側頭葉の先端部分、海馬の前面にある小さな組織です。ＭＲＩ画像検査を撮るとき、ある方向で撮影すると見えやすいですし、脳血流検査のｅ－ＺＩＳという脳画像解析を行うと、患者によっては扁桃体の血流の低下や増加がくっきりと映し出されてくるのでわかります。

両側にあるんですよね？

両側にあります。両側の扁桃体のみが変性する特殊な病気があるんですが、この病気では恐怖を感じなくなってしまい、人の顔の表情が読めず感情、特に恐怖の感情を読み取れなくなってしまいます。感情というのは扁桃体が感覚につけた情報の重みであり、感情がないと決断ができなくなってしまいます。

そうなんですか。

感覚というのは感覚だけでは存在せず、感情や記憶や意識や自律神経などと結びついていると考えたほうがいいですね。そして、感覚は目の前のものだけではなく、過去の記憶や意味づけで左右されるんです。恐怖は現在のものからも、過去のものからも、そして恐怖そのものからもやってきて、恐怖反応を引き起こし感覚を変容させます。
　そしてね、先ほども言いましたけど、脳の大事なのは活性が高ければいいというわけじゃないことです。

そうなんですか？

そうです。たとえば扁桃体や海馬や前頭前野やさまざまな脳部位が画像検査で血流が相対的に高い状態として映し出されてきます。じゃあ、そこの機能がいいかっていうと、そういうことではないんですね。過剰な不安や強迫や感情やフラッシュバックがあったりして、過剰な活動っていうのは必ずしもよくないんだと実感できたんです。

そうなんですね。なるほど

結局、脳がちょうどよく働くためには、ほどよく活性化された状態が必要なんですね。そこを外部から調整してあげれば、脳は自動的、自律的にどんどん自己調整していくんです。

自分で勝手に健康になっていくんですね。

そうです。けれども、ここからはずれてしまうと障がいや病気になる。そうなるともう自分ではコントロールできない状態なんですね。
発達障がいだけじゃなく　健常だった脳が変性していく病気もそうだけど、脳がどうなっているんだということを頭に置きながら治療する時代がもう目の前にあるんだなと思います。

社会性の障がいと脳

たとえば自閉症の方にある「社会性の障がい」ですけれども、これなんかは不思議ですよね。たんに人と仲良くできない、友だちが作れないという障がいじゃなくて、悪気がないのに社会の中でうまく振舞えない人もいるし、恨まないでいい人を勝手に恨む人もいるし、逆に悪い人に騙されちゃう人もいます。一口に社会性の障がいといっても色々です。
まあともかくこういう現象って一般人は情緒とか心の問題と解釈して腹を立てたり変なの〜と思ったりするわけですが、社会性の障がいに色々あるのも、脳みそのタイプで説明できるのでしょうか？

神経内科医のアントニオ・ダマシオ教授が、「生存する脳」（講談社）という本の中

で、脳に損傷を受けると、推論の能力と情動の安定の両方の機能が低下する部位があることを明らかにしています。それをこの図にまとめてみました。

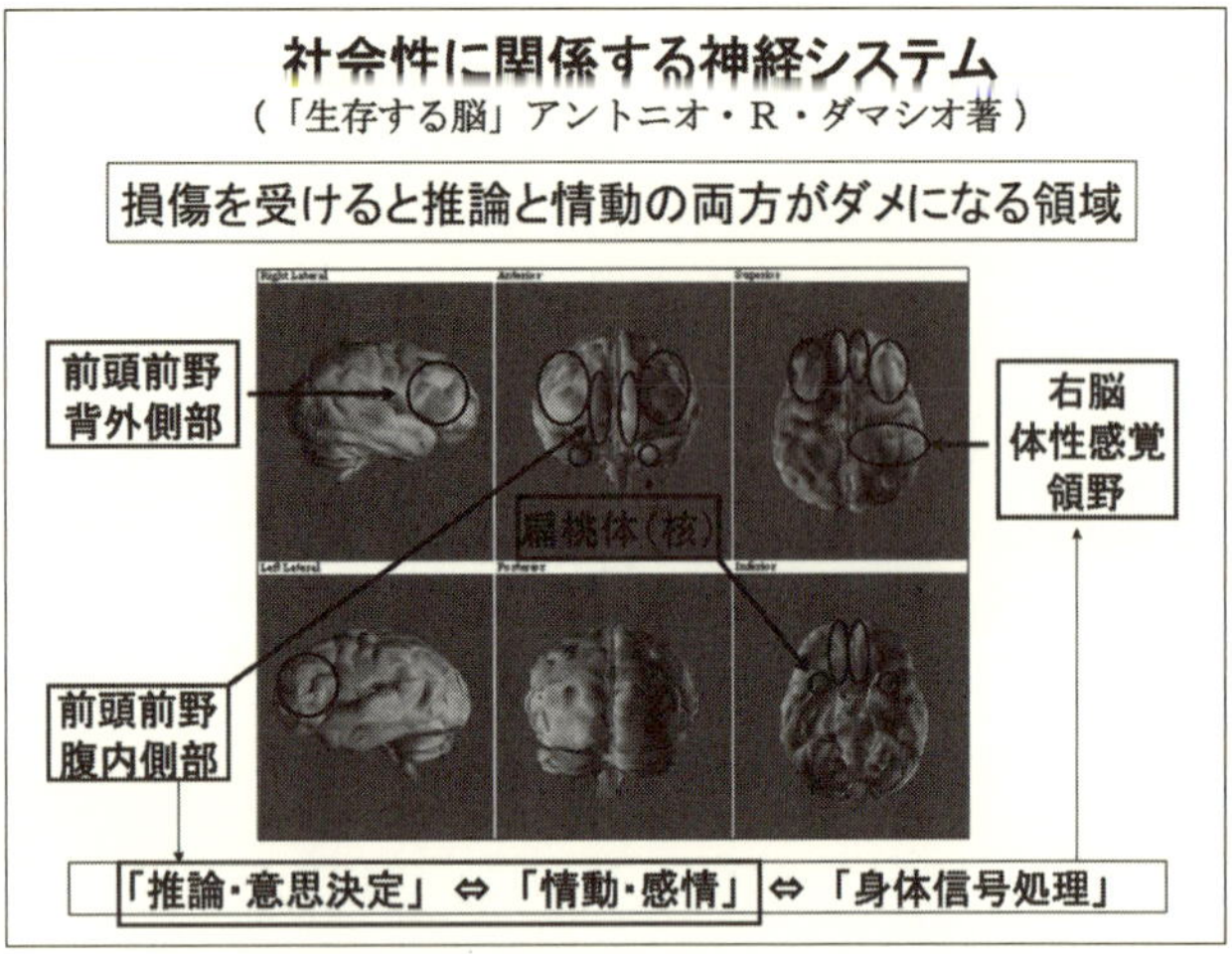
社会性に関係する神経システム
（「生存する脳」アントニオ・R・ダマシオ著）
損傷を受けると推論と情動の両方がダメになる領域
前頭前野
背外側部
扁桃体（核）
右脳
体性感覚
領野
前頭前野
腹内側部
「推論・意思決定」⇔「情動・感情」⇔「身体信号処理」

うー、やっぱり私には図はわかりません。説明をお願いします。

脳のなかには理性と感情を調整する神経システム、つまり自分と他者の関係を調整する神経系があるのです。一つの部位が社会性をコントロールしているのではありません。ワーキングメモリを担う前頭前野外側部、共感やコミュニケーションに必要な前頭前野内側部、自己の身体感覚や自己視点を担う右頭頂葉、感覚に不安や恐怖の重みづけをする扁桃体などの働きが関係しているというのです。

　ダマシオ教授は、感情も気持ちも気分も身体反応も合理的な判断をするための感覚情報であると主張したのです。先の見えない不確実な状況では、感情的な身体反応が意思決定を助け、感情や直感こそが選択肢を狭めるようなマーカーとして働くのだと言っています。

なるほど。社会性を獲得するのに必要なのは理性だけではないのですね。感情や感覚といった情報も大事で、それを無視してはいけないのですね。だから一口に「社会性の障がい」と言っても、人によって現れ方が違うし、対処方法も違うわけですね。通り一遍のＳＳＴだと役に立たないという声が大きいのもわかります。

ダマシオ教授はその本の中でエリオットという人物を紹介しています。この人は脳腫瘍のため前頭前野の腹内側部を切除した結果、自分でものごとをきちんと決められず、何の仕事から手をつけたらよいのかまるで見当がつかなくなってしまったそうです。しかし、知覚能力、記憶能力、学習能力、言語能力、注意力にはなんら問題がなく、前頭葉機能検査や人格検査でも正常であったそうです。正常な知性を持っていながら適切に決断することができない人物になってしまったのです。検査では正常、実生活ではダメ。この解離はなぜ起こったのでしょうか、感情や情動の衰退が意思決定の不調に関係しているのではないかと考えられたのです。

あ、それがまさに私が自閉症の人とつきあって感じてきたことですね。社会性の問題とされていることに、身体感覚の感じ方が相当関与しているのではないかと。そして身体感覚と強く相互作用するものの中には、感情や情動がありますよね。

それに、社会的に支障なく行動するには、情緒のような高次機能だけではなく、もっと動物的な低次機能も重要ですよね。歩く時にガムをかめない子どもに、井戸端会議をこなせといっても無理でしょう。人と接する場合にうまく振舞えないということになるでしょう。だから道徳論で動かそうとしても無駄なんじゃないかと思いますが。

そうですね。社会性の問題に関わる場合でも、知能とは関係しないこうした神経の働きも頭に入れ、感覚や不器用の問題などにも注目する必要がありますね。

子どもの頭部を守ろう

 ところで先生、ダマシオさんが取り上げているのは、後天的な事故か何かの結果、脳に損傷を負った場合の話ですね。そしてその人たちが負うような障がいを、発達障がいの人たちは神経系ができあがる過程で負っていると考えることから、先生は治療を始めていらっしゃるのですね。

 はい。それに、たとえ先天的な脳の機能障がいがなくても、子どもの脳は守られなくてはいけないのです。多くの脳の専門家たちが未だに、小さい子の脳は可塑性があって外傷から回復しやすいと考えているのではないでしょうか。

 なんとなく、お子さんは頭とか打ってもすぐに回復するようなイメージがあります。違うのですか？

 脳外傷については違うんです。発達過程で受けた脳損傷はその後の発達に影響を与えていくんです。脳を検査しても異常が見つからない軽度の脳外傷でも、神経線維に損傷が生じることがあります。マクロには損傷がないので脳画像でも見えず、局所症状としても現れにくいのですが、脳の神経連絡網が断線するために、成長しつつある脳にブレーキ

をかけてしまうのです。

確かに脳には機能回復や機能代償という可塑性があるためいったんブレーキが踏まれても動きだすので、ミクロが損傷を受けても、成長過程にある時には見過ごされてしまいがちです。だから、その後の発達の中でマイナス面が現れても、もともとそうなんだとしかわからないわけです。

ああ、そうなのですか。発達の途上で受けた外傷の上に次の発達が起こるわけですからわかりにくいですよね。

そうです。それがＡＤ／ＨＤやＬＤ的な症状として現れてくるものですから、生まれもった性質としての発達障がいとの区別がつきにくいのです。それがまだ日本ではまだ常識ではないと思うんですね。専門家も含めて、小さいときの軽度の脳外傷が発達にもたらす影響についてきちんと知っておく必要があると思います。

脳外傷ではないですが、児童精神科医の杉山登志郎先生が「児童虐待という第四の発達障害」に書かれているように、虐待環境が発達障がいのような症状をもたらす可能性があります。

被虐待児に実際に海馬や脳梁の萎縮など、脳の器質的な変化が起きると書いてあって、驚きました。

虐待で受けた傷は心の外傷ですが、脳外傷と似ている面があると思うんですね。直接的外力によるか脳内ストレス物質によるかの違いはあっても、神経細胞や神経軸索の機能がいったんフリーズしてしまうんでしょうね。それが長期・慢性に続くと、自然で自律的な神経の発達を阻害し、発達が遅れることになるのでしょうね。

心の外傷も脳の外傷も、脳の回復力や調整力のために単発では障がい的にならなくても、繰り返されたり、長期・慢性に続いたりすると神経発達に影響していくことを、ぜひ皆さんに知っておいていただきたいんです。

そうですね。心のお医者様の立場としては、情緒・行動・気分あるいは学習上の不調を持った方が目の前に現れれば、先天的だろうが後天的だろうが治すのがお仕事ですものね。

さて、では次の章からは、先生が実際にどのような治療をしていらっしゃるか、それを教えていただきたいと思います。

第2章

脳汁の話
発達障がいと薬物治療

「生きていてよかった」と思える人生へと歩みだすために

先生、では具体的な治療方法に入る前にずばりとおききします。
先生にとって、発達障がいの人、発達のでこぼこで苦労している人が「健康になった」状態とはどういう状態ですか？　別のいい方をすれば、先生はどういう状態を目指して治療に当たっていらっしゃるのですか？

そうですね。僕にとっては発達の偏りがある方が、次のような状態になるのが目標です。

目標1　問題を残した過去より、未来に焦点をあてること。

目標2　解決した状態をめざすというより、解決していけることを喜べること。

つまり、「過去の傷にも、悲観的な気分にもとらわれない状態」ということですね。
たしかにそういう状態にまでなれば、脳みそを前向きな努力に振り向けることができますものね。

そこに至るまではなかなか難しい人が多い。でもそこに到達すればあとは自発的によくなっていく。私もそういう実感を持って見ている当事者の人たちがいます。

そうです。そして、障がいを持っていても「生きていて良かった。価値のある人生である」と思える人生であってほしいです。そしてできれば、障がいを持っていても可能な限り地域の人のなかで生きていってほしいです。

ただしそのためには、治療するわれわれにも治療を受ける当事者にも必要な条件があります。

それはぬるま湯にひたらないこと。治療する私たちも、治療を受ける人たちも。症状・欠陥・障がいというぬるま湯にひたっている限り、効果的なものは生まれません。

あ、たしかにそうですね。当事者の立場に立てば「自分はよくなるんだ」という目標がないと、いつまでも「不便な脳みそを持って生まれた可哀想な自分」になってしまいますものね。

そう。人生の目的は、「決められた目標」を達成することではなく、「成長すること」そのものだと思います。障がいのある人にも、等しくその権利があるし、機会が提供されるべきです。

では、そういう状態を実現するために、治療者としてはどういうことに気をつけていらっしゃいますか？

治療者としては、当事者のやる気や動機に働きかけること、当事者のやりたいことを支援すること、障がい者という役割から脱けでることを目指したいです。

障がいがあることは生涯変わらなくても、障がい者の立場にずっと身をおく必要はないわけですね。

その通りです。

バラエティ豊かな療法を用意しておく理由

そして、今言ったような治療を実現するために先生は、本当に様々な技法を使っていらっしゃいます。薬物療法から心理治療まで。標準医療から代替療法の領域のものまで。それはなぜでしょうか？

僕は基本的には子どもの療育時代から「なんでもあり」という考え方でやってきました。子どもが多様なだけに、こちらとしては多様な手段を用意しておいて、子どもに合わせて色々なことをやってきたんです。

親御さんの考え方も多様なので、色々なやり方を見せておいて、さあ、どれにしましょう、と選んでもらうというやり方をしてきたんです。

それでも、多様な技法の中に共通するものが見つかったり、療育マインドというべき、療育の基本的な考え方が共通していたりします。

ともかく、大切なのは治療者がどういう理論や技法を信じるかではなく、目の前の人に何が役立つかではないでしょうか。そういう意味で僕はあらゆる技法を頭から否定してかかることはしませんでした。自分で勉強してみて、自分で使ってみて、良いところを自分にできる範囲で使ってきたんです。

それでも診断名が必要な理由

たしかに、一口で発達障がいと言っても障がい特性が様々なだけではなく、治療意欲、治療法への志向などにもバラエティがありますよね。そこに親御さんと当事者との違いもまた加わって、治療者としては引き出しを多くしておかなくてはいけないというのが先生のお考えなわけですね。

でも、ならばそもそも診断名って必要なんでしょうか？　アスペルガー症候群、ＡＤ／ＨＤといっても千差万別なら、診断名はいらないという考えはありませんでしょうか？

発達障がいはたしかに、診断名によって全体の理解をすることはできません。でも、

障害の部分を理解するためには診断名が必要なんです。
ただ、発達障がいは発達し変化する障がいであり、そのあり様や変化の仕方もまた千人千様です。そして、人によってその質と量が異なっています。そのことはいつのときにも忘れてはいけませんね。

知的障がいを伴う人伴わない人、認知的アンバランスがある人ない人、発達障がい特性が濃い人薄い人、障がいのにおいが強い人弱い人、などさまざまです。

要するに、生まれもった性質であり、成長で変化する特性であり、それぞれの人がそれぞれの時期に異なった脳の働き方を持って生きているということですね。

共通して言えることは、自分の社会での立ち位置を知ったり社会を見通す力が弱いので、違和感を感じ続け、困ったなあという思いをもちながらも、自分の強みや弱みに気づきづらいことですね。

障がいは個性にできるのか？

たしかにそうですね。それが自己認識の不十分さにつながります。自分の弱みに気づかず勘違いしている人も多い一方で、自分の良さにも気づかず無駄に自信喪失している人もいると思います。

 外見からだけでは障がいとして見えづらい、わかってもらいにくいという問題が、発達障がいのある人の生きづらさを助長しています。発達して普通に近づけば近づくほど、解離して普通に振る舞えば振る舞うほど、外見からはわかりにくくなり、より一層個人の努力でカバーしなくてはならないし、そうすると困難さや疲労がより増していきます。

本当は発達の偏りは、見方・考え方・過ごし方・伸ばし方しだいで発達的な個性になりえるんですけどね。

 人の役に立ちたいという意欲のある方も実は多いですよね。

 人のために役立ちたいと考えている善玉の精神を持っていても、現実にはそれを実現できる場を持てないことが多いんですね。

具体的な行動をどうとればわからないということもあるし、絶え間ないストレスで精神状態が不安定なのもあります。二次的精神障がいや薬による三次的障がいが重ね着して、ますますわからなくなることも多いです。アダルト・チルドレンや境界性パーソナリティー障がいなどの心理的人格的偏りも重なることが少なくないと実感しています。

そして、個人の努力や環境の調整だけで乗り越えられない場合には、治療や保障が必要になると思います。もちろん、薬の力を借りることが必要な時もあります。

薬物療法をする意味

それでは先生、数ある療法の中で、まずは薬物療法について教えてください。先生は治療の中で、薬物療法をどのように位置づけていらっしゃいますか？

薬はうまく使えば助けとなります。ただ、薬は溺れそうな時の浮輪であって船ではない、エンジンはついていない、と説明しています。

エンジンがついていない？

そうです。だから、薬は沈まないように助けてくれるものであって、泳ぐのはあなただと説明します。浮かしはしても、あなたが泳がなければ、どこかに引っ張っていってくれはしないのだと。でも、自分で浮いていられない時には助けにはなりますよ、と。

なるほど。

発達障がい者の薬剤過敏性

ただ、発達障がいを持つ人は薬に敏感なので通常の半分以下の量から始めるんですね。

ああ、そうですね。発達障がいの方には少量処方から始める、っていうのは、発達障がいを知っている人たちの間ではもうかなり知られてきましたね。

はい。発達障がい者は通常の処方量でも副作用が出現しやすいんです。感覚過敏のある人や初めて薬を使う人は特に。でも、やはり個人差が大きいですね。抗うつ剤や抗不安薬、気分安定剤、抗精神病薬などいろいろな種類の薬を使いますが、いずれの薬でも、使い始めも増量するのも少量ずつにして副作用が出ないようにします。

よく問題になるのは、発達障がい特性を持つ人の解離性症状が統合失調症の症状と思われて抗精神病薬が使われる場合です。はじめから副作用が出て減量になる場合はまだいいのですが、効果がハッキリしないために投薬量が次第に増えていき、規定量を超えての投与による過剰抑制などの副作用、すなわち薬による三次障がいに苦しんでいる人がいます。

統合失調症的な症状があっても、発達障がいの人の場合には小さい時からの解離性症状と重なることもあり、環境調整を優先させるべきところを投薬治療だけで症状を改善させようとしても難しいことがあります。

一方で、薬が効きにくい人もいて、統合失調症と診断されて大量の抗精神薬や気分調整剤が投与されていても、副作用もさほど出現せず治療を続けられる人もいます。

そうですね。発達障がいと統合失調症の鑑別ができずに薬害につながるという話はよく聞きます。また、長年精神科に通っているけれどもこう着状態という方の中にも、発達障がいと統合失調症の誤診例がかなり多いのではないかという話もよく聞きます。少なくとも、発達の偏りを勘定に入れて治療するのとしないのとでは大違いなんだとか。

繰り返しますが、だからこそ発達障がいの疑いがあるならば、発達障がい特性がすぐに診てとれ、解離性症状や統合失調症様症状の重ね着に気づくことができる医療者に出会うことが重要なわけですね。

潜在する発達障がいが見抜かれなかった原因の大半は、被害関係念慮や慢性ストレス状態によりもたらされる解離性症状などを念頭にした幻覚・幻聴・妄想などの内容の吟味が不十分なためだと思います。もちろん発達障がい患者にも解離性障がいや統合失調症が合併することがあるわけですが、統合失調症の症状だと思っても、一応フラッシュバックや解離性症状の可能性も疑ってみてほしいですね。

抗精神病薬が効かないので、これは難治性の統合失調症だということになり、抗精神病薬がどんどん試され増やされていく。その結果、自発性や能動性がなくなってますます統合失調症様になってしまうこともありますね。医者にとって薬は強力な武器ですが使い方を間違えないようにしないといけません。

発達障がいが診られない医師

そこで僕は、大人の発達障がい診療に必要なことを、「発達障がいが診られない医師」として逆説的に表現してみました。

◆発達障がいの被害的認知を知らない医師
◆発達障がいの薬剤過敏性を知らない医師
◆発達障がいの感覚過敏性を知らない医師
◆発達障がいの不器用さを知らない医師
◆発達障がいの認知特性を知らない医師
◆発達障がいのフラッシュバックを知らない医師
◆発達障がいの誤作動・誤認識を知らない医師

◆発達障がいの空想・想像能力を知らない医師
◆発達障がいのトラウマ形成を知らない医師
◆発達障がいの環境調整の優先を知らない医師
◆発達障がいが発達する障がいだと知らない医師
◆発達障がいの異文化特性を知らない医師
◆発達障がいの過剰代償を知らない医師
◆発達障がいの解離性症状を知らない医師
◆発達障がいの統合失調症様症状を知らない医師
◆発達歴や生育歴をしっかりとらない医師
◆身体症状についてしっかりと聞かない医師
◆診断だけして日常の具体的助言をしない医師
◆高次脳機能障がいに関心のない医師
◆幻覚や妄想で統合失調症以外を疑わない医師
◆幻覚や妄想を統合失調症と決めつける医師
◆幻覚や妄想を薬だけで根治させようとする医師
◆副作用で苦しんでいる患者を放置する医師
◆病状や症状がよくなってても薬を減らさない医師

◆漢方薬やサプリメントなどを使わない医師
◆代替治療や代替療法に関心のない医師
◆処方の適・不適を患者に聞かない医師
◆病気や障がいの枠だけで患者を診る医師
◆患者の発達や健康を思い真剣に叱らない医師
◆本人や家族の利益を考えて診断しない医師
◆人間として患者に向き合わない医師

ははあ、なるほど。発達障がいか統合失調症かを鑑別するには、発達歴を調べることが絶対不可欠なので、それを省略する医療者は誤診の可能性があるということですね。それに高次脳機能障がいと精神疾患の取り違えって、これは要するに「問題行動を心の問題と深読みするな。もっと物理的なところに原因があるかも」っていうことですね。

身体の扱い方の不器用さにも注目すると、発達障がいが見抜けますね。

それと、発達障がい者の取る不可思議な行動はたしかに、代償行為の結果ということがよくあります。こういう知識があるかないか、医療者を見極める目が医療サービスを受ける側にも必要だということですね。

そうです。幻覚・幻聴・妄想などの統合失調症と解離性障がいと発達障がいに共通して起こりえる症状も、その内容や特徴が異なります。それぞれの特徴や特性を知っていないと鑑別や併存の判断が難しいです。

たとえば自閉症のお子さんたちがストーブの熱さや怪我の痛さがわからないという一方で、異常に暑がりだったり、雨やシャワーに痛みを感じたりするという問題がありますね。

そうですね。藤家寛子さんも、こたつの中で足をやけどしても「じゅ」という音で気づいたとか「自閉っ子、こういう風にできてます！」の中に書いていましたね。

そういう感覚的な問題が起きたとき、はたして感覚の問題なのか、意識の問題か、注意の問題なのか、幻覚の問題なのか考えてみることが大事なんだと思うんです。発達障がいの人は、藤家さんのように、現実適応するために幼児期から解離症状、解離状態を持つことがありますからね。

なぜパニックに薬物療法を施すのか

さて、薬物療法に関して、これまでのまとめは以下の通りですね。

1 発達障がい者には薬物過敏性があることが多い。
2 統合失調症や解離性障がいなど、他の精神疾患との鑑別が決定的に大事。

3　発達障がいを知らない医療者、発達障がいを疑わない医療者に気をつけること。

そういうことですね。

発達障がい者の社会との違和感が二次障がいをもたらす。それをとりあえず抑えて水面に浮かんでいられるには薬も大切だ、ということはわかったのですが、知的障がいの重めのお子さんがパニックを起こすとき、向精神薬を処方されることも多いですよね。あれはどういう仕組みによるものなのですか？

パニックの問題ですね。実はパニックにも大パニック、中パニック、小パニックと色々程度の違いがあります。そして、それによって対応も違うんです。

ああ、そうなんですか。

基本的にパニックのときには脳の活動が過剰状態になっています。そして前章でも言ったように、脳は過剰に働きすぎても機能を失ってしまうんですね。だからパニックになったら、まずは脳を鎮静化するということが大切です。余計な刺激をブロックして隔離して見守るのが一番ですね。

まず、こっちからああだこうだ言わない。そして抑えない。静かな部屋に連れていって、そこで暴れるなら暴れてもらう。じっとしているならじっとしているままにします。そうすると脳が刺激を受けないので鎮まってきて、ちょうどいい覚醒度、代謝量になります。

そうするとようやく脳が働き出すんですね。その時ようやく働きかける段階が来ます。

パニックのときには脳や自律神経系で何が起こっているのか多くの人はわからないでしょうね。パニックというのは脳の過剰な血流状態や自律神経の過剰な興奮状態なんです。だからまずは普通の状態に戻さないといけません。それからですよね、かかわりを始めるのは。


それで、そういう状態を鎮めるために薬物を使うこともあるわけですね。


ありますね。抗精神病薬とかね。

パニックはドーパミンやノルアドレナリン（編注：脳内神経伝達物質の一種・72ページ参照）が過剰な過覚醒状態です。そういうときは薬でドーパミンをブロックすると、ようやく頭が働きだすんです。

たとえば精神病の急性発症期、幻覚・妄想・興奮状態になって入院してきますよね。その夜は保護室でわめきちらしたり真っ裸になったり夜通し騒ぎまくったりすることもあります。それで薬を使います。何日かして鎮静化したときには、その時のことを全然覚えてないんですよ。脳が働いていない状態だったからでしょうね。一見活発に見えていて、正常な注意力も思考力も記憶も全部働いていなかったということですね。それが脳の異常興奮の実態なんです。

僕がこれに気がついたのは、ＳＰＥＣＴという脳血流検査の３次元画像解析ができるようになってからです。健常者の脳内の血流分布パターンデータを対象として、それと患者さんの分布パターン差し引きすると、その患者さんの脳の活動パターンの高い部分と低い部分が描出されるんです。始めの頃は、血流の高い場所は機能がよくて、よい症状をもたらすんだって思っていたんですけど、実は脳部位によっては血流が多すぎても症状としては悪い場合があると気がついたんです。

なるほど。そうなのですね。脳というものは、活動量が多すぎてもうまく機能しないのですね。そのためにも薬を用いるのですね。

では次に、薬をのむ立場の方に立った、作用や副作用の説明をお願いします。皆さん一通りの説明は受けるでしょうが、自分がどんなものを身体に入れているのかわかっていたほうがいいですものね。

種類別薬の作用と副作用

はい。まとめてみましょう。まずは中枢神経刺激剤ですね。ＡＤ／ＨＤの人によく処方される薬です。

自閉症スペクトラムの方もよくのんでいますし、効果を実感している方が多いようですね。

はい。その作用・副作用はこうです。

中枢神経刺激剤

・作用機序：神経シナプスでのノルアドレナリン・ドーパミン濃度を上昇させる。

・効果症状：苦手なことでの注意集中を可能にする。注意集中力を高めて作業能率がアップする。運動機能を向上させる。感情表現が豊かになり、会話がスムーズになる。

・副作用：①食欲不振・吐気・腹痛などの消化器症状　②頭痛・不眠・振戦・動悸など交感神経刺激症状　③過剰鎮静・リバウンド・イライラ感（過剰効果と離脱症状）④不安・こだわり（強迫のある人）⑤興奮（側頭葉異常のある人）

・併用薬：気管支拡張剤は交感神経刺激症状を強める。抗ヒスタミン剤・抗アレルギー剤は覚醒作用を打ち消す。てんかんがあっても使用できる。チックを誘発することあり。

なるほど。たくさんの方が処方されている中枢神経刺激剤についてはわかりました。では同じようにたくさんの方がのんでいると思われるＳＳＲＩ（選択的セロトニン再吸収阻害剤）はどうでしょう。私の門前の小僧的知識によると、セロトニンというのを再吸収するのを阻害して、脳汁の中にとどめておいて、気持ちを明るくする、という風に理解し

ています。だからうつ症状を呈する人によく処方される、と。素人っぽい理解ですみません。

ＳＳＲＩについてはこう説明できます。

SSRI（選択的セロトニン再吸収阻害剤）

・作用機序：神経シナプス間隙でのセロトニン濃度だけを選択的に上昇させる。
・標的症状：①　抗うつ作用（元気がでない、イライラする）②　抗強迫作用（やらないと気がすまない）③　抗パニック作用（不安でどうしてよいかわからなくなる）④　抗過食作用（食べないと気がすまない）⑤　月経前症候群（うつ・激怒・過敏・不安・頭痛）
・副作用：服用初期に一過性に現れる軽い不安・焦燥・神経過敏・気分高揚・眠気・頭痛／めまい・口渇・無気力・倦怠感。まれに重度の不安や焦燥。消化器症状（悪心・嘔気・便秘・下痢）

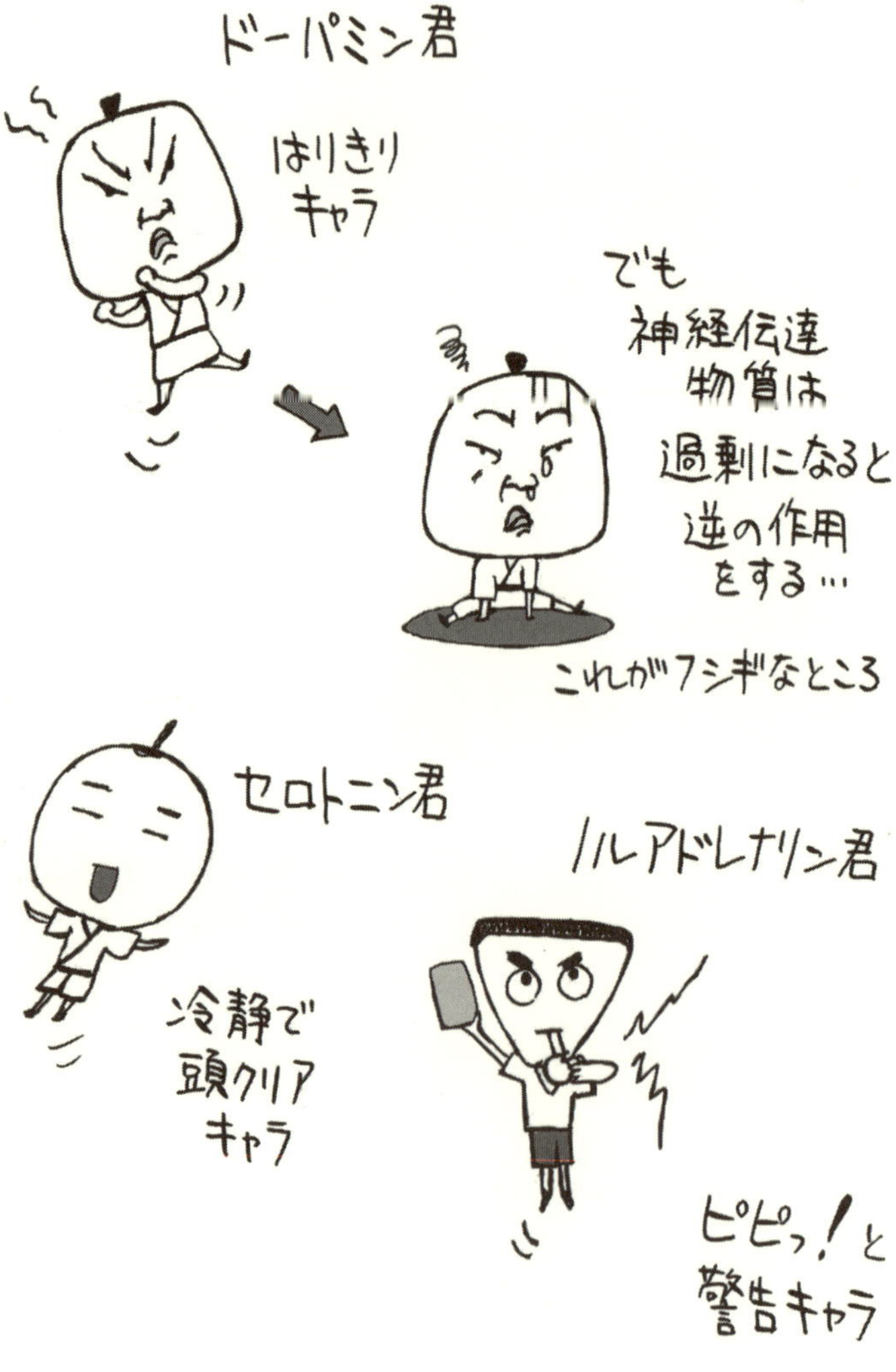
ドーパミン君
はりきり
キャラ
でも
神経伝達
物質は
過剰になると
逆の作用
をする…
これがフシギなところ
セロトニン君
冷静で
頭クリア
キャラ
ノルアドレナリン君
ピピっ！と
警告キャラ

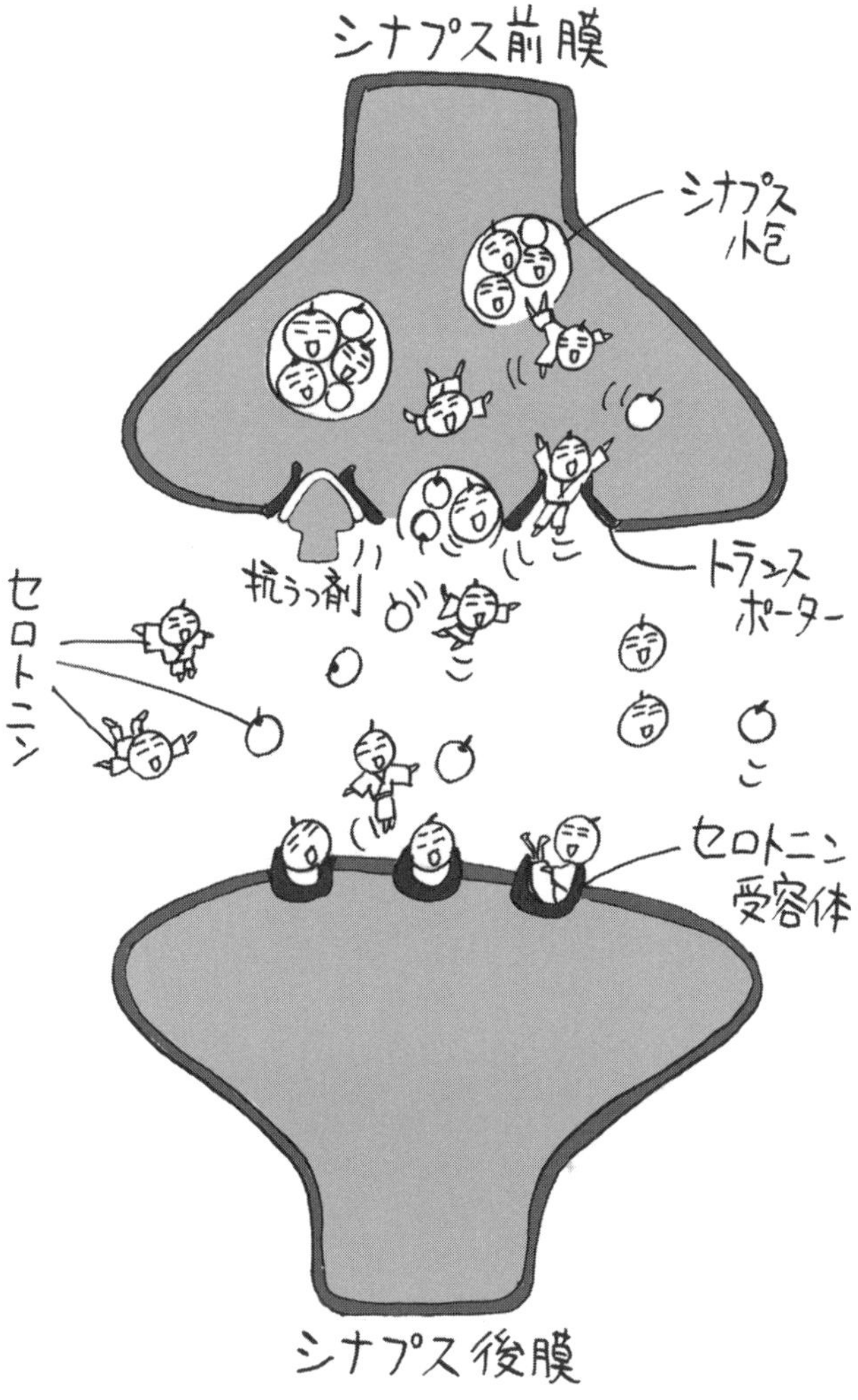
シナプス前膜
シナプス小胞
トランスポーター
抗うつ剤
セロトニン
セロトニン受容体
シナプス後膜

ドーパミンの仕事、セロトニンの仕事

はああ、なるほど。ニキ・リンコさんが「自閉っ子、こういう風にできてます！」の中で、抗うつ剤をのむと「すておけ力」がつくと書いていました。細かいことをいちいち脳内で自分に報告されても「すておけ、すておけ」とお殿様のようにあしらえる力というか。気分が晴れる薬にどうしてそんな効果があるのかと思っていたのですが、抗強迫作用（やらないと気がすまない）に効果があるのなら、たしかにＳＳＲＩは「すておけ力」を増やしそうですね。余分な苦しいこだわりをとるというか、たしかにそういう力があるのですね。

でも聞くところによると、ＳＳＲＩについては人によっては攻撃性が増すという研究も進んでいるとか。今後もそういう情報には注意が必要ですね。

そもそもドーパミンとかセロトニンとかって、どんな仕事をしているのかは、72ページのマンガでわかったような気がしますが……。

ドーパミンもセロトニンも神経伝達物質です。それぞれ別の役目を担っていて、どっちが多すぎても少なすぎても健康な状態とは言えなくなります。バランスが大事です。

ではここでひとつ、ドーパミン神経系とセロトニン神経系とノルアドレナリン神経系のバランスについてご説明してみましょう。

まずドーパミンについてです。「実行機能」や「強化学習」の機能を高めるのがドーパミンの仕事です。

「実行機能」というのは、やるべきことをやれる能力、順序だててやらなきゃいけないことの順序立てができてその通り実行できる能力と理解しています。

はい。それは脳の前の部分、前頭前野でやっている仕事です。ドーパミンはこれを担当しているんです。

なるほど。じゃあもう一個の「強化学習」ってなんですか？

これは脳の内部の深いところにある「大脳基底核」という部位が担当しています。

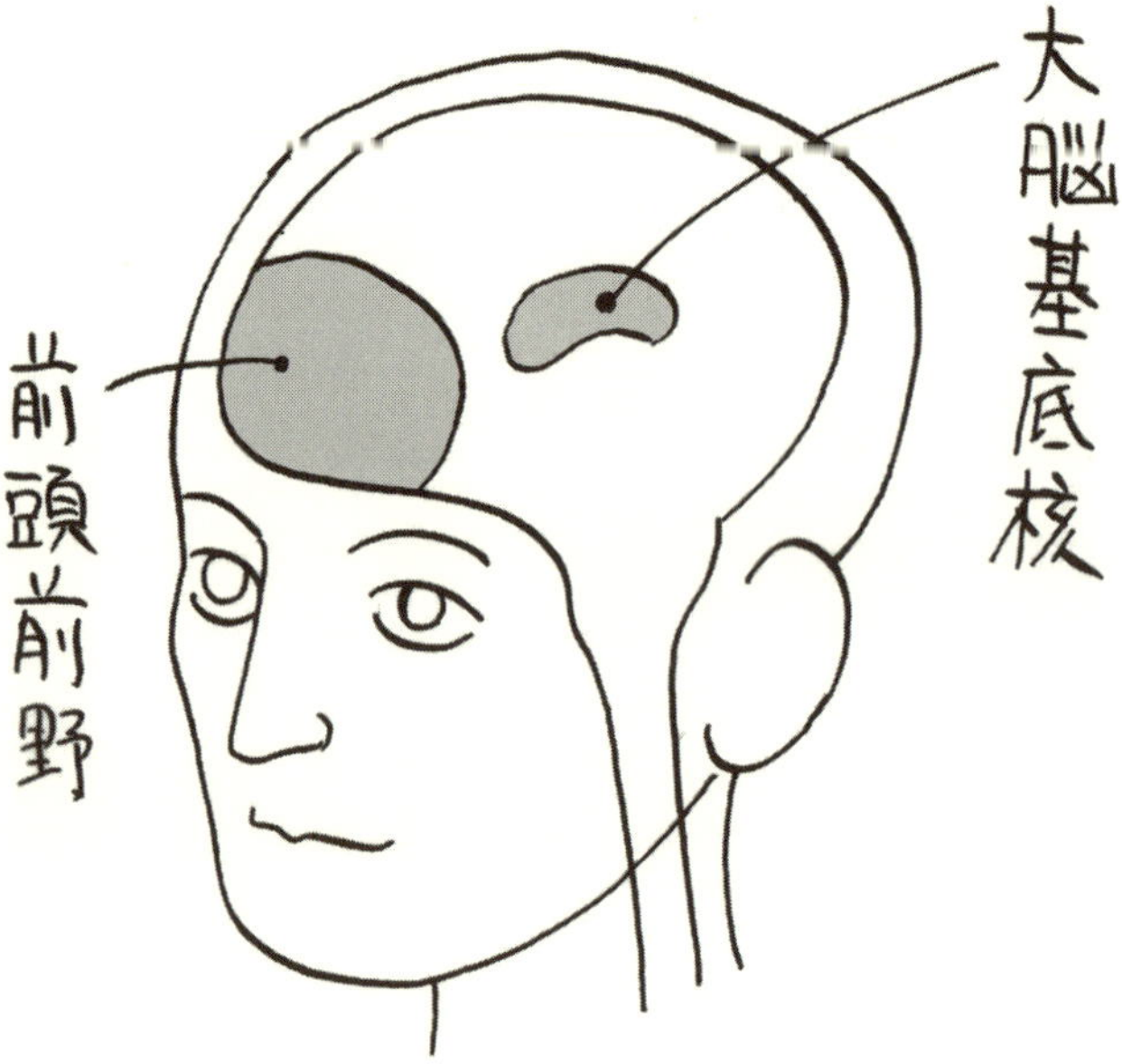
大脳基底核
前頭前野

浅見さんも「報酬系」という言葉は訊いたことあるでしょう？

はい。これをやればこういう結果が得られるはずと感知する脳があって、それをもとに人間は成功や失敗を次の機会に活かすことができるわけですね。

そうです。大脳基底核のドーパミン神経系が伝える報酬信号により、長期的な報酬を最も大きくするように状況に応じた行動をすることができるんです。

とにかく今覚えておいてほしいのは、強化学習をする上でドーパミンという神経伝達物質やそれを伝達するドーパミン神経系が大事だということです。強化学習については詳しく、あとの章でご説明しましょう。

はい、わかりました。ドーパミンは、実行機能と強化学習に大事！　はい、ちゃんと覚えました。

では、次はセロトニンについて説明してください。脳内にセロトニンがたくさん放出された状態だと、うつみたいな症状が弱まるわけですね？

はい。大雑把にいえば、セロトニン神経システムが活性化されると、覚醒をあげるノルアドレナリン神経系の活性が下がり、脳のアイドリングの状態を安定させてくれます。ドーパミン神経系の一部と拮抗的にバランスを取り、過剰な活性化を下げる働きをします。

中枢神経刺激剤は、ＡＤ／ＨＤやうつ病の「実行機能障がい」「強化学習障がい」をたしかに改善しますが、効き過ぎるとドーパミン過剰状態（過剰鎮静、感情抑制）やセロトニン不足状態（うつ、不安、こだわり）をもたらします。

　選択的にセロトニン神経系の働きを活性化する薬（ＳＳＲＩ）は、慢性のストレス状態で起る「イライラする」「キレやすい」「依存する」などを改善します。けれども、行き過ぎるとセロトニン過剰状態（過剰興奮や衝動性）やドーパミン不足状態（不注意）が生じます。

　セロトニン神経系とドーパミン神経系やノルアドレナリン神経系のバランスにはつねに注意を払っておくことが大事です。

なるほど。そうなのですね。その三つの神経系のバランスがいい状態が健康な状態なのですね。

　では次にお聞きしたいのは、中枢神経刺激剤、ＳＳＲＩ以外の薬についてです。この二つの他に、発達障がいの方に処方されることの多い薬にはどういう種類のものがありますか？　たとえば発達障がいの方は、本当に小さいときから睡眠障がいを抱えていたりしますが、そういう場合には先生はどういう処方をされますか？

僕の場合、幼児期の睡眠障がいには、まず生理的物質で副作用のほとんどないサプリメント（例：メラトニン）をお勧めします。学童期では軽い抗不安薬や睡眠薬を少量で使います。これらは抑制性神経伝達物質であるＧＡＢＡ神経系の機能を高めて興奮を抑えてくれます。

同じ睡眠障がいでも大人の人で興奮性が強い場合や睡眠薬が効きにくい解離性障がいの場合には抗精神病薬を少量から使用することがあります。

神経を鎮める役目ですね。

そうです。そのほか、躁うつ的な気分の不安定さを調整する働きのある抗てんかん薬や炭酸リチウム薬なども使います。

つまり、薬＝悪、ではないんですよね。使い方が問題なんですよね。それと、発達障がいと他の精神疾患との鑑別ができて、薬剤過敏性を勘定に入れて処方できる医療者との出会いを確保することが、生活の質を上げるためにも、薬害による三次障がいを防ぐためにも、必要不可欠なわけですね。

発達障がいの多くの人が、生活上での慢性のストレスによる二次的な精神症状を持ってしまいます。それを抑えるために、薬はある程度は有効です。脳の働きを調整する目的で、溺れそうなときの浮き輪の役割として薬を使い、自分の神経を動かすのは本人なんだと説明します。

薬を補助に使ってどうやって目的地まで泳いでいけるか、その目標や手段や技術を教える必要があります。それが精神療法だったり代替療法だったり心理治療だったりするわけです。

ぷかぷか浮けるようになった後、どうやって泳いで進んでいくかですね。浮かんだあとに、泳ぐための技術ですね。

そうです。最初にお話したように、まずは二次に生じた精神症状（二次障がい）、薬による精神神経症状（三次障がい）を治す。それとともに生まれもっての特質（ゼロ次特性）や発達障がい特性（一次障がい）を活かすんです。薬はその補助に過ぎません。薬だけでは発達障がいは発達しませんから。

発達障がい薬物療法の原則

ここまで説明したところで、発達障がいの方に対する私なりの薬物療法の原則をまとめてみます。

1 薬物療法は、溺れそうな時の浮き輪として使う。

2 ドーパミン―セロトニン・バランスの崩れに対し、抗精神病薬や抗うつ剤などを用いてバランスを調整する。

3 過剰な興奮性症状に対しては、10歳くらいまでは主として中枢神経刺激剤を、それ以降は抗精神病薬や気分調整剤に切り替えていく。

4　激しい気分変動に対する感情調整には、フラワーレメディー、漢方薬、キトサン、サプリメント、感情調整薬、抗精神病薬などを使う。

5　抗うつ剤による躁転移に注意し、躁うつ系には気分調整剤を使う。

6　服用薬についての説明や相談を十分に行う。

などです。

ありがとうございました。では、今度は薬物で水面に浮かんだ後、泳いでいく方法を教えてください。

はい。見ていきましょう。

第3章

「いいところを活かす」のは治療です

さて、先生、では前に進むための方法を、ずばりとまずは一言で教えてください。

一言で言うと、「いいところを活かす」ことです。

……

あれ、浅見さん黙ってしまいましたね。

……はい。う～ん、「いいところを活かしましょう」ってよく特別支援教育に熱心な先生とかおっしゃいますが、それがイコール「苦手なことはやらなくていい」というスローガンっぽく感じてしまって、すんなりとは賛同できないところがあるんです、正直言って。だって、苦手なことを完全にやらなくていい人生はないと思うし。

僕の大方針として、発達障がい者とはいえ、人間だから基本的には鍛えていくということがどうしても必要だと考えています。苦手で避けるということを繰り返していると、ますますそこが育たないで衰えていくんです。脳も筋肉と同じです。使わないでいると衰えていきます。心もそうです。自分の心を使わないうちになくしてしまっている人にも時々出くわします。

ただ僕がここで「いいところを活かしましょう」っていうのは、道徳的な心がけでもなければ、当事者側はなんの努力もしなくていい、世間が一方的に理解すべきであるというスローガンでもないんです。

脳の立場に立って治療してきた人間として「いいところを活かす」というのが発達面での「治療」だと実感しているからなんです。

「いいところを活かす」というのが「治療」なんですか?

そうです。神田橋先生も著書の中に書いていらっしゃいましたけど、生体というのは引っ込んだところがあれば必ずそれを他の部位で代償するんです。第一章でもアインシュタインの脳について触れましたが、アインシュタインも五歳まであまりしゃべらず文字に弱く多動でＬＤ的な子だったようです。アインシュタインの脳は通常の人とは異なっていて、特に左脳の頭頂葉に変化があったということです。そのためか右脳のイメージ力がものすごく発達したんですね。右脳の代償的な発達が大きな仕事へとつながったんですね。

弱いところがあるから、強いところがあるというお考えですね。

そうです。発達障がい者にサヴァン症候群的な天才的能力が現れるのはそういう脳の特性によるものなのです。自閉症の10人にひとりがサヴァン症候群的な能力を持っており、また、サヴァン症候群の約半数は自閉症的であると言われています。

なるほど。

特別な才能はなくても

それでもすべての発達障がい者に、アインシュタインほどの卓越した才能があるわけではありませんよね？　平凡な才能しか持っていない人たちはどうすればいいのですか？　そういう人も、多いと思うのですが。

天才たちも努力なしにはなりえないです。天才というのは、努力が許される環境の中で、得意な部分を徹底的に磨いていていった結果なんです。天才たちはそうした努力で普通の10の能力を１００にしたのかもしれません。では、１しか能力のない人が努力して10にしたとしたら天才と同じ努力をしたということですよね。苦手を頑張れるエネルギーは得意を徹底的に頑張って脳を元気にさせた結果得られるのだと思います。

こういう脳の強みと弱みをいかに伸ばすかという研究や実践は、ＬＤ、特にディスレクシア（編注：読み障がい）での分野でかなりなされています。

なるほど。私は「負けてなんかない！」という品川裕香さんというジャーナリストの方がお書きの一連の本を読んでいて、シリーズ二冊目ではずいぶん「治療」に関しての情報が多かったので驚きました。一次障がいの治療ということがすでにＬＤの分野では始まっているのかな、とふと考えたりしたんですが、やはりそうなのですね。

そうです。読み障がいでは、文字の音声化や聞いての理解の弱さを早期に見つけて基礎的訓練をしていきます。就学前に音韻スキルと言語スキルを伸ばすんですね。簡単な本を声を出して何度も読み返したり、文字読みや発音のトレーニングを行ったり。どこが違っているのかチェックしながら教えていくんです。

就学前からですか。就学してからでは遅いのですか？

読み障がいの子たちは学習の基礎的能力に欠けているために、普通の子どもが就学前までにはさほど苦労しないでも獲得できる読みが遅れるんです。そこで、基礎トレーニングをどんどんどんどんやって、音を正確に聞き取るところから始まって、その音と文字のマッチングや語彙を増やすトレーニングをするんです。

　普通の子が何気なく聞き取れるものが聞き取れないわけだから、レベルを下げてスモールステップで、丁寧に丁寧に音の聞き取りや本読みをしていきます。文字言語を獲得するところをそのくらい丁寧にやっていかないと、苦手なところというのは自然には発達しないんです。

別の場所が活性化する

でも、元々、読むときに使う脳の働きが弱い子たちが、早期に弱いところを高める専門的な訓練を行うことにより、弱かった基礎的な働きを強くすることができるそうです。幼児期に読み障がいが目立っていても、努力や工夫すればやがてある程度読んだりできるようになります。ただ、それで普通の人と同じ程度になったかというとそうではないのですね。また、本来働く場所以外に、本来は読みに使うような場所ではない場所も機能するようになるんです。別の脳の回路が育つんです。

それは、どうしてわかるのですか？

ｆＭＲＩという検査でわかったんです。ＭＲＩ装置を使って脳の機能を活性化させたときの化学的変化を読み取る検査なのですが、ディスレクシアの人では、脳の後部の読字神経回路が活性化されていないのに比べて、前部の意味処理に関わる領域が過剰に活性化されていたり、脳の左右反対の場所が活性化されたりすることも知られています。

「治療」とは「普通」にすることではない

なるほど。じゃあそのときの「治療」というのは、「健常者と同じにする」ということではないのですね。健常者にするのが治療の目的ではなく、その人その人の使える機能を伸ばして、社会で生きやすくするということですね。

そうです。まん丸のボールのような整った脳機能を持っている人はいないのではないでしょうか。浅見さんも僕も例外ではありません。でも弱みの陰には必ず強い部分があって、健康な人というのは自然にそこを活かして弱い部分を補って生活しているものなのです。

私は地図は読めないし、極端な方向音痴で困るんですが、まあ日本は日本語が通じるので、とにかく道行く人に訊きまくってなんとか目的地に着くようにしています。ときには五十メートルに一回くらい誰かをつかまえては道順を訊いています。地図は読めないけど知らない人に話しかけるのに物怖じはしないので。

それも代償機能を活用しているわけですね。

はい。でも時間がかかります。ちょうどいいときに人が通りかからないというリスクもあります。そこで私の認知特性を知っている人に、次のような道順の説明書を作ってもらうことがあります。一章で先生がおっしゃった継次処理そのものなんですけど。神田橋先生のセミナーを聞きに、新宿駅から代々木ゼミナールに行ったときの手順書です。

＊＊＊＊＊＊＊＊＊＊＊＊＊

A　東京駅から中央線に乗る（一番後ろの車両）。

B　新宿駅に着いたら、ホームを東京方面に戻るような方向に進む（進行方向「逆」、「新」南口方面）。

C　エスカレーターに乗る。

D　エスカレーターを降りたら右に進む（サザンテラス口方面）。（左に進んだら新南口）

E　改札を出たら（改札の目の前は自動販売機、改札を出ると右側に出口）、左側のごく短い階段を昇り、そのまま左側に進む（スターバックスの方）。

F　左側にスターバックス、右側にアンテナショップ、ＪＲ東日本本社が見えるなかを進んでいく。

G　ＪＲ東日本本社の建物が切れると（ＪＲ東日本本社とセンチュリーホテルの間）、そこ（右側）に階段や小さなエスカレーターのようなものがある。階段／エスカレーターを下る。

H　まっすぐ見て、やや右側には道路に降りる階段のようなものがあり、左側には道路の上を横切る歩道橋のようなものに直接つながっている。歩道橋のようなものを進み、道路の上を横切る。

I　歩道橋のようなものを進み終えると、エスカレーターがあるので、それを降りる。

J　右側にマインズタワーというビルがあるが、まっすぐに細い道をまっすぐ進む（マインズタワーのビルを横に見ながら）。

K　すぐに小さな道に突き当たるので、そこを左側に曲がる。

L　すぐに右側に代ゼミのビルが見える。

＊＊＊＊＊＊＊＊＊＊＊＊

地図見てもわからないけど、これをたどりながらだとスムーズに着けるんですね。でもこういう支援が必要なわけだから、まあ支援する方から見ると手がかかるヤツだったりします。

脳のデコボコを活かそう！

同時通訳の人に方向音痴が多いという話もよく聞きます。つまり、左脳優位で右脳が弱いということですね。僕は浅見さんの文章構成力にはいつも感心しているけれども、やはり弱いところを強いところで補い、かつ強いところを職業に活かしているのだと思います。脳のでこぼこを抱えつつ、そしてそれを活かしつつ、社会生活を送っているよい例だと思います。読み障がいの人ももちろん苦手を鍛えることも伸ばすこともできますが、むしろ右脳的な特性を活かしていくことが大切です。

なるほど。鍛える必要はある。でも「普通」を目指す必要はない。脳のでこぼこはそれなりに活かすこともできる、と。

はい。この変化はパラダイム・シフトです。見方、考え方、価値を変えるんです。学習障がいを「何らかの困難さを抱えている状態」ではなく「独特の能力を秘めた状態」へと視点を変えてとらえてみるのです。たとえば読み書きが苦手という人は、実はその裏に強みを持っていることが多いですからね。

読み書きが苦手という弱点の裏にある強みとは何ですか？

人間は二つの異なった思考法を併用して物事を理解しています。それをまとめてみましょう。

(1) 言語的思考

- 言葉の音韻をとらえて思考する。
- 時間経過に沿い、文法に従って行われる。
- 話し言葉と同じスピードで行われる。

(2) 非言語的思考

- 概念やアイディアをイメージでとらえて思考する。
- 無意識的、潜在的に行われる。
- 思考言語の数千倍ものスピード行われる。

そしてディスレクシアのタイプの脳を持っている人は、非言語的思考を優位な思考法とし、言語的な思考を補助的なものとして使っていることが多いんです。

あれ、私はどっちかというと、非言語的思考を優先させているような気がしてきた……。うーんと、ふだん仕事上とかでは言語を使っているんですけど、何か重大な決定を

するときには理屈じゃなくて、というか理屈に従って決定するのはあくまで次善の策で、むしろ動物的カンで動いた方がうまくいく、ということを体験的に積んできたんです。勤め人時代は上司から「鼻が利く」と評されていました。あと悪友たちからは「本当に悪運が強いね」とか。

つまり両脳型ですね。むしろ右脳型かな？　そういう直感とか六感とかも、実は人間としての一つの能力なんだと思うんです。ただ、今のところ知能検査でも測れないし、測定不能な能力なんですね。でも僕の治療では、実はそういう無意識の力も治療に活かそうとしているんです。それについては後で触れます。

知能検査はごく一部の能力しか測っていない

とにかく僕がここで言いたいのは、人間にはまだまだ測れない能力がたくさんあるということです。たとえば、教育現場では知能検査が重要視されますが、実はウェクスラー系の知能検査は主として四つの基本的な能力しか測っていないのです。実行する力、計画する力、決定する力なんていうのは測れていないんです。

四つというとなんですか？

言語能力、知覚統合能力、注意記憶能力、そして文字記号処理速度です。

情緒的なものとかは測れないわけですよね？

情緒も測れませんし、実行機能も測れません。だから測れる能力だけを見ていては、強みにも弱みにも気づけないんです。アスペルガーの人が高い知能を持っていながら社会ではうまくいかないのにも理由があります。測れない能力において弱みがあるからです。逆に、測定可能な知能指数が低くても上手に生きていける子もいます。測れない部分で優れたものを持っているからです。

ゼロ次特性（潜在能力）を活かす

じゃあどうして発達障がいの人の生活に困難さが出てくるかというと、自分の潜在的な能力を充分に活用できないために、苦手な能力ばかりが表面に出るからです。

本人が自分の潜在的な部分に気がつかないのは、自分の苦手な部分をダメだと思いこむ癖を自然と身につけてしまっているからです。

だから、周囲の人がその癖を見つけて行いを通して修正をし、本人の潜在能力を見つけて、その働きを見つけて伸ばす手伝いをすることが大事なのです。だから「いいところを活かす」は治療的なんです。

ただの精神論とか教育上の道徳じゃなくて。

そう。治療なんです。

今、読み書き障がいを中心に先生の議論は進んでいますが、私は常々、社会に出るときに問題になるのは自閉症の特徴よりLD的な要素、あるいは体力っていう場面も多いのではないかと感じるのです。つまり、教育現場より社会のほうが実は変人には許容度が高いんです。ただし、仕事が出来ない人には許容度が低いです。だからLD的な特性をクリアできれば、ずいぶん社会適応に近づけると思うのですが、先生が今おっしゃったような方法でそこに近づけるのですね。

そうです。潜在しているゼロ次特性を活かせばいいのです。

あ、そういうことなんですね。

そうです。まあ、ゼロ次というのは見えない部分ですよね。だからゼロなんです。でもゼロと思っていても、その中に色々なものがあるんですよ。ゼロの発見です。何もないと思っていたらとても豊かなものがそこにある。無限の可能性みたいな話です。

天才たちが色々なものを思いついて、新しい発見をするのも、全部自分の中から出てくるわけですよね。そういう例えでいいのかどうかわからないけどとにかく、ああ、自分の中にこんな力があったんだということを、自分がやってみて初めて気がつくこともあれば、言われて気がつくこともあるんです。そこに目を向けさせるという知識や技術を持っておくことが必要なんです。

波打って回復していく

で、そういう治療をしていって、やっぱり皆さんよくなるんですよね？

ええ。発達障がい系はマイナス面が重くて膨らんでいる人たちがいっぱいいますから、一回でというよりだんだんとって言うのかな、うつの回復もそうですけど、じょじょに波を打ちながらよくなっていくんですね。

そういえばそうですね。

そして波が再び下がるときでも、かつてのようには下がらないんですね。見放さないで関わり続けているとだんだんと上がっていくんです。時間をかけて波を打ちながら上がっていくイメージです。あるいは、一回ごとに波の振幅がだんだんと小さくなっていくイメージです。

そうですね。だから波の底のときあきらめちゃいけないんだ。

そうなんです。

波の底のところで、それまでやったことが効果ないとあきらめちゃったら、あと浮上するところがなくなっちゃいますね。

そうなんです。人間だから波があるのが普通だし、何かあれば揺れもするけど、それを覚悟しておきなさい、と言っておくんですね。落ち込んでいるときでも、やってきたことは無駄じゃない。やったことは身になっている。それを信じて進もう。前向きに前向きに諦めないで押していこう、と。

その揺れにつきあう努力と忍耐がこちらにも要求されますけど、やらせる側があきらめたらもうその時点で終わってしまうんです。本人の心や身体にエンジンがかかるまである程度押していって、本人がこれはいいと思ったら、あとはどんどん自力で走っていきます。

「いいところ」を見極めるために必要な視点

そのためには本人の特性を細かく見ていかないといけないわけですね。

そうです。だから僕は評価の軸をたくさん同時に使うようにしています。神田橋先生がおっしゃる「診断が粗すぎる」状態にならないように。そして、一見マイナスばかりを背負った子のなかに強みを見出すようにしています。

なるほど。

「いいところを活かす」方針を大原則としながら、先生は同時に「脳から見る」お立場ですよね。だったら、先生は脳機能のアセスメントはどのように取られているんですか？ どのように、その人のいいところを脳から探るのですか？ たとえば患者さんが入っていらっしゃいますよね。どのようにアセスメントしますか？

通常の心理検査や知能検査はもちろんやります。その上で、僕は神経内科出身なものだから神経学的に調べるんですね。

神経学的？

神経学的診察です。神経内科医ほど詳しくはしませんが、ソフトサインとよばれる神経学的微徴候の有無をチェックします。

ああそういうのあるんですか。

あるんですよ。神経内科的な手技が。眼球運動、舌運動、手指の振戦や運動失調、手足の腱反射、関節の緊張、立位バランス、スキップなどをチェックしています。

感覚統合検査みたいですね。

そう。感覚統合検査でも行うものなのですけどね。そうすると成人の発達障がいの人でもけっこう眼球運動が悪かったり、運動失調があったりするんです。神経学的ソフトサインは脳画像検査や脳波検査のように客観的な証拠ですから、運動が苦手な人では欠かさずにチェックします。一方、精神症状の方はやっぱりチェックリストを使い細かくチェックしています。

本人たちが自発的にしゃべった部分は本人が気がついている部分なんですが、本人も気がつかない部分をチェックするんです。チェックすることによって自分にそういう症状があるかどうかを考えてもらうわけです。

そうやって気がついてもらって、それを解説していくわけです。そしてチェックしたものは必ず本人にコピーして渡します。後で振り返ってもらうために。今まで気にもしていないことを本人にチェックしてもらい、こんな症状もあったんだ、って気がついてもらうんですね。マインズ・アイの検査とかをやってみるとよく驚かされます。

「マインズ・アイ」という能力

マインズ・アイ？　なんですか、それ？

イメージしたものを視覚化したり多角視したり操作できる能力です。

宮下保司教授の研究によると、人は実在しないものであろうと遠く離れた所のものであろうと、まるで目の前に実在するかのごとく想像する力、つまりイメージを創る能力を備えています。

実在するものを肉眼の目で見るのは「ボトムアップ信号」と呼ばれ、眼↓後頭葉↓イメージの内部表現の場所である側頭葉連合野↓さらに海馬や前頭葉、という順番で情報が流れます。一方、イメージを創って見ることは「トップダウン信号」と呼ばれ、海馬や前頭葉↓側頭葉連合野へと情報を逆に送り返します。

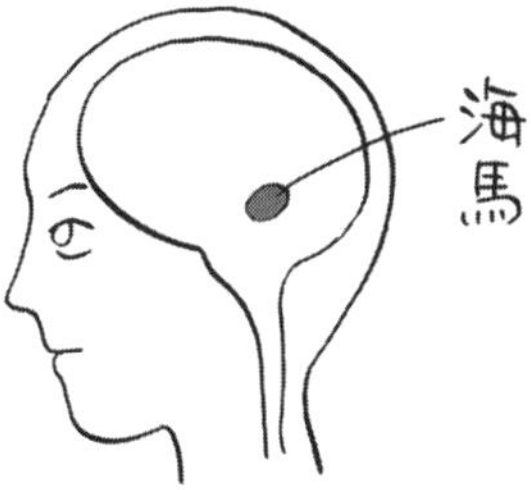

はあ。要するに、外から得た情報を使うときと、海馬などに蓄積した内側の情報を使うときがあるんですね。

たとえば浅見さん、手のひらを出してください。

はい。

 そこにケーキが載っていると想像してみてください。赤いイチゴがのった白いショートケーキです。それが見えなければ自分の好きな食べ物でいいです。

 はい。

 見えてますか。

 見えません。

 そう、見えない人が半分くらいはいます。マインズ・アイというのは、こういうことなんです。

「手のひらの上にケーキを思い浮かべられる？」とある子どもに聞きました。そうすると、「自分の手のひらにチョコレートケーキが見えるよ」と言いました。さらに「そのケーキの後ろ側を見られる？」と尋ねると「手でひっくり返すときっと見えるけど、それをするとケーキが落ちちゃうよ」と本当に載っているみたいに言いました。それで、「じゃあ、きみの目をこっちに移したら見える？」と聞くと「それなら見えるよ」と言いました。

これは「ディスレクシアなんか怖くない」という本にデイビス先生が書かれていることなんですが、はじめはディスレクシアの子どもに半信半疑でやってみたんです。僕自身は見えないので。やがていろいろ調べていくうちに、障がいの有無や年齢や脳機能の左右差に関係のない現象だということがわかりました。

はあ、本当に見えるんだ。

マインズ・アイというのは簡単にいえば、「目の前にないものが想像すれば見える」「自分の頭の中のイメージが見える」っていうことなんです。僕は診療でよく使っているんですけど、見えている人には「え、みんなは見えないんですか？」と驚かれることがあります。そして、マインズ・アイがあるかないかでその人のある性質がわかってきます。そして治療の方針も変わってきます。

マインズ・アイがある人とない人では治療がどう変わってくるのですか？

マインズ・アイの程度や性質も様々なのですが、マインズ・アイがあるということはイメージを創る能力が強いということです。目の前に存在しないものでもイメージの内部表現を使って組み立てられるということです。ですから、いろいろな仕事に便利ですよね。そしてマインズ・アイが強くても、知能検査で測る視空間系の力が必ずしも強いとは限りません。マインズ・アイは肉眼の目とは違うんです。

ということはどういうことですか？

マインズ・アイで見るイメージは自分の中にあるイメージの内部表現を取りだしたものであり、目の前に肉眼で見えているのを取り入れたイメージではないんですね。

そして、それだけではないことに気がつきました。自由に空間を移動でき、あらゆる視点を持てる不思議な目を持っている人もいるんです。例えば、目の前にあるガラス瓶の中に入って今いる部屋を見渡すこともできたりする人もいます。あるいは、頭上高く上がって自分を見下ろしてみることができたり。言い換えると、他者の視点になりきれる人、多次元的にものを見られる人たちなんです。どこにでも視点を持っていけて、しかも、ありありと思い描けるんです。だから周囲の事象を理解するにも、それを活かせばいいんですね。

ああ、そうなんですか。マインズ・アイといってもその程度や種類にはいろいろあるんですね。

はい。でもマインズ・アイを持つ人が自己視点が弱かったり、言語や学習に弱かったり、敏感だったり、不器用だったりすることが多いんです。読み障がいの人が時々字が踊って見えるのは、肉眼の目で見ていないからなんですね。だから字が立体になったり躍ったりするんです。マインズ・アイを調整して肉眼の目がうまく働くようにするデイビス法という治療もあります。

どんな治療なんですか？　治療で学習や不器用さが治るんですか？

詳しくはデイビスさんの本を読まれたらよいと思いますが、日本でもそのような調整法を受けている患者さんもいますよ。あとは自分のそういう性質に気がついて役立ててもらえればいいんですけど。でもまあそういう人たちは、すでに自然に利用しているんですね。小さい時から立体的な絵を書いていたり、絵がとても上手だったり。大人だと建築系や芸術系の仕事についていたりします。一番驚いたのは海猿の仕事をしている人ですけど、海のなかで探ってきたものを陸に上がってきて再構成してイメージできるから便利だというんです。あと建築系の人でも、家をあらゆる断面で切って頭に思い浮かべられるそうです。そんな不思議な能力を普通に生活している人たちが持っているんですね。

えーと、イメージをビジュアルで思い浮かべる力に個人差があるっていうのはわかりますし、そういう能力が強い人たちがそれを活かした職業につくというのも理解できるのですが、それがどうやって治療方針に関係していくんでしょうか？

私がかつて行ったアンケート調査では、マインズ・アイを持つ人には、図工が得意で構成能力や言語理解力が強いけれども、書字が苦手で文字や絵の認識力が弱く、話す・聞く・態度・社会性などのコミュニケーション能力に劣る傾向が見られました。そういう事実を認識し、それを調整したり活かしたりできる知識や技術があれば、潜在的な長所を仕事に活かしていくという治療の糸口が見えてくるんです。

あ、脳の性質がわかるわけですね。そして弱みの裏に才能があることを見極め、才能部分を活用するということですね。

はい。さらに、マインズ・アイを持つ人の中には、イメージだけではなく感覚も伴わせることができる人が1～2％ほどいるんです。イメージに生き生きとした質感を伴っているんです。また、マインズ・イヤという能力もあるようで、例えば、人の書いた手紙を読んだら、その人の声が聞こえるんですね。

ニキさんはそうですよ。

これは結構な割合でいます。自分はあの人の声が聴きたいといったら聞こえるとか。さらに、マインズ・ボディというのもありますね。ハワイの写真を見たらハワイの空気を肌で感じられるとか、空中でどのように自分が回転しているかを体感できたりします。

私はマインズ・アイもマインズ・イヤもないですが、マインズ・ボディはあるような気がします。そしてたしかに言われてみると、それを自分にとって快適な環境を選ぶのに活用している気がします。人間関係を選ぶのにも。あと気分転換にも役立っているかも。

だからそういう普通とは逆向きの潜在的な能力は、測れないけどたしかにあって、意図的に活用できるんです。

だったら私は病んだらマインズ・ボディを使って治療すればいいんだな。ていうか、スポーツ観戦で気晴らしできるのは、マインズ・ボディがあるからかもしれないです。あ、それと、マインズ・スメルもあります。どっちかというと嗅覚は過敏だし。これって鼻が利くという現象と関係があるのかしら。

そういう感覚を少しでもお持ちの浅見さんならおわかりでしょうが、そのようにありありと感じることが、常時起きていて自分でコントロールできない状態だと苦しいんですね。統合失調症のような病的な状態になります。

ああ、たしかに。

二つ以上の感覚を同時に使う

それと、共感覚という感覚を持っている人も少なからずいますね。私がかつてチェックリストで患者さんたちを調べた限りでは、普通の人の１～２パーセントが共感覚があるようなのです。異なる二つの感覚が同時に感じられるということなんです。笑い話ですけど、足の裏で味がわかるという方がいました。で、カレーの鍋に足突っ込むの？　ときいたらそうじゃなくてスリッパはいたら、このスリッパしょっぱいとか甘いとかわかるそうです。

わははは。

ニキさんは共感覚ありますよね。

ニキさんと藤家さんは「Ａ」という文字は何色がついてる、え、ちがうよ、何色だよ、とかそれぞれの文字が何色か議論していたことありましたね。そんなに強い共感覚じゃないかもしれないけど、二人とも文字に色はついているみたいです。そういえば共感覚とはいえないかもしれないけれど、中田大地君もオーラが見えるみたいですよ。何色のオーラが見えるかで自分との相性を見抜いているみたい。そうやって普通ではない能力を、人間関係に活かしているみたいですね。

共感覚は芸術系のお仕事をしている人や小説家に多いと言われています。また、共感覚があると記憶がよくなるようです。単にイメージだけじゃなくて感覚も伴うことですごく記憶がよくなるわけです。

ああ、情報の軸が増えるわけですものね。覚えやすくなるんですね。

はい。視覚と聴覚とか、視覚と触覚とか、異なる感覚情報を同時に得ることができる神経細胞もあるようですが、異なる感覚野が自動的に連動して活性化し感覚の連動を作り出しているらしいんです。

そう言えば、先生に薦められた「イメージ脳」（乾敏郎著　岩波書店）を読んだら、視覚と運動野をつないでいるニューロンとかもあるみたいですよね。

はい。私たちは視覚だけでものを認識しているわけではなく身体感覚をも使って認識しているらしいんですね。詳しく言うと、後頭葉の視覚野と頭頂葉の感覚野と前頭葉の運動野の間の関連が小脳の予測機能によってうまく統合されているというのです。環境や身体からすでに学んだ情報が小脳にあって、それと実際の運動の時の環境や身体からの情報とを統合して運動を調整しているということです。

難しいお話ですが、「続自閉っ子、こういう風にできてます！」の中で、藤家さんは身体を動かすのはなかなか苦労しているんだけれども音にあわせると動ける、と岩永先生が発見されたんですよ。だとすると藤家さんは、単独で身体を動かす脳みそよりも、音と運動をあわせるところとかが強いんでしょうね。

視覚と運動の統合と同じメカニズムが、聴覚と運動の間にもありますが、藤家さんの場合、視覚と運動の統合よりも聴覚と運動の統合の方が働きがよいということなんでしょうかね。僕も神経内科時代に色々不思議な現象に出あいました。脳の後ろの部分の脳梗塞で漢字が読めなくなった患者さんだったのですが、指で漢字をなぞると読めたんです。見ただけでは読めないのに。

はあああ。じゃあそういう人はなぞって字を覚えればいいわけですよね。

そうなんです。どうしてなぞったら覚えられたのかですが、視覚と読字システムはつながってなかったから読めないけど、身体の感覚とはつながっていたから読めたんですね。

なるほど。

最初にトレーニングだと宣言する

だから、発達障がいの子の場合、情報処理の仕方に偏りがあるかもしれないので、それを見つけてあげて、得意な情報処理の仕方を伸ばせば弱い部分を補うことができるんです。それが治療なんです。

それに好きなことや得意なことをやっている時には、その人の脳ではたくさんのドーパミンが出ているので、その活性化があってこそ困難な状況にも立ち向かえるんですよ。

ああ、たしかに。得意なことに取り組んで課題をこなしていくことは、努力の練習になりますね。

そして苦手なことのトレーニングに取り組むときには、最初から「これはトレーニングだ」と言っておいたほうがいいです。「トレーニングだと思って」苦手を練習するんです。そうやって、なぜするのかという動機づけを高めておくとよいのですね。もちろん、終わった後にはご褒美という報酬を用意しておくのも忘れずに。苦手の克服のトレーニングと才能を伸ばすアプローチは、発達障がい治療における車の両輪なんです。

二者択一じゃないわけですね。

そうです。褒める時も叱る時も苦手をやる時も、なぜそうするのかを最初にきちんと伝えておくんです。もちろん、障がいの性質や自我（自分らしさ）の強さも把握しながら。

発達障がいは脳の部分的な遅れなので、適度な刺激や負荷と休養や報酬の繰り返しによって次第に脳が発達して、環境への適応力も上がっていきます。

こういう見通しを伝えたうえで、刺激の質と量を調整すること、無理をしたら休むこと、趣味や遊びを持つこと、食生活を整えることなどにも心がけてもらうんです。

なるほど。

敏感さを肯定的にとらえる

ところで先生、話は飛んでしまいますけれど、マインズ・アイみたいに、その人の強みを生かす能力って、他に何がありますか？

マインズ・アイ以外に？　基本的には、そうですね、「測れない能力」に注目したらいいですよね。そうでないと、この子にはどこもいいところがない、なんて言い出しかねないですからね。

測れない能力という意味では、マインズ・アイや共感覚や共感する力（エンパス）や、あと超感覚って僕が名づけているものでしょうかね。普通の人が見えないものが見える、聞こえないものが聞こえる、感じられないものが感じられる、というシックス・センスなんですが、それも問診表でチェックしています。大人の場合には、サイキック能力としてチェックします。

そうなんですか。発達検査なのに、そこまでチェックするのですか。

はい。経験を経るにしたがって段々と必要だと思うようになりました。そういう感覚があるお子さんたちは「主観的に敏感」「客観的に鈍感」なんです。自然への感性、人への感性、動物への感性、芸術的なものへの感性が豊かなんです。けれどもそういうものは、能力としてはなかなか測れない部分だし、能力として見られることも少ないんです。けれども、そういう力を僕はポジティブな能力として評価して、それを活かすようにしてもらいたいんです。

主観的な敏感さ、というのも両刃の剣で、たとえば自分と関係のない大事件とかにも自分のことのように凹んでしまう、というリスクが高い人たちだと思います。あと、他人が争っているのを見ているだけで落ち込んだり。とにかく、私たちが「なんでそんなことで落ち込む？」と思うようなことで落ち込む人たちです。

でも先生はそれも、能力と見るわけですね。そして、活かす。その「活かす」っていうのはどういうことですか？

ひとつは芸術的な才能として活かせますね。学校の勉強には結びつかないかもしれないけど。また、人としてとても豊かなものを持っているんだときちんと告げるんです。知的に高くない子たちの中にも、表現が苦手なので表面には現れないかもしれないけど、そういうものはやはりあって、そこを評価していくんです。繊細で傷つきやすいかもしれないけど、そこを伸ばしたら人にもやさしくなれることを言葉で伝えていくんです。普通なかなか注目もされないし評価もされない能力ですから。

あとは運動能力なんかでも、本当に優れた能力を持っている子たちがいます。そうしたら、じゃあそこを伸ばせばいい、と励まします。一流になれるなれないにかかわらず自信や自己有能感が持てますから。

自己有能感と報酬系

それは別にそれで食べていけ、というわけじゃないんですよね？

もちろんそうです。僕が見ていたあるお子さんの話をしましょう。お母さんも勉強があまり得意ではなかったんですが、お子さんも勉強が苦手で、でも小さい時から運動が得意ということがわかっていたんですね。なので、勉強はあまりやらなくていいからあなたはスポーツをやりなさいと励まして、幼稚園のときからウィンタースポーツに取り組み、徹底的にそればかりやっていたんです。たしかにＡＤ／ＨＤやアスペルガー症候群やＬＤの性質があるんですけど、まあそんなのはいいから、と。そうしたら、小学校高学年までに大会で優勝できるほどになったんです。才能もあったと思いますが、ほんとうに親子一体でよく頑張りました。

ああ。

問題になったのはアスペルガー症候群の性質です。感覚敏感で、多動で、社会性がなくて、そこが問題になりました。学校で色々言われたんですけど、人にない才能に気がつき、それをどんどんどんどん磨いていきました。学校の評価は悪くて、もう学校にいられないくらいだったんですけど、クラブチームに所属して優秀な選手になったんです。そのへんの信念をお母さんが持っていたんですね。

それくらいになれるくらいの才能ならいいんですけど、その人の一番高い能力でも大したことない人いるでしょ、っていうかそっちの方が圧倒的に多いと思うんです。天才タイプより。そこが私ずっと謎だったんです。たとえば神田橋先生も、その人に芸術的な才能があるとそれを伸ばすことによってその人が開花すると書かれていました。たとえそれが芸術家という職業につけるほどの才能じゃなくても。

もちろんそうです。

それで食べていけるわけじゃないけど、社会的に安定していくというか。

社会的にと言うよりも、一番大事な自己有能感が育つということです。好きなことを徹底してやってこそ、人との違いを克服して、自己主張できてこそいい意味での自我が育ち、自分らしさが持てると思うのです。

自己有能感。

社会のどうのこうのではなく、君らしくていいね、自分らしくていいね、と褒めるためにも、自分の得意なところを一生懸命やってもらうんです。

たとえばこういう仕事をしていると、商業出版に乗るほどじゃないけど本を書きたい人っていっぱいいますよね。そのへんの人の対応をどうすればいいのかと、書けば、と思うし、個人的に読めば面白いなあと思っても、それでも商業出版には乗せないよ、っていうレベルの人がいっぱいいるわけです。芸術でもスポーツでもそうだと思うんですが、それでお金をもらえるほどじゃないけどでも伸ばすといい才能、くらいの才能の持ち主がいるでしょう。でも先生は、そのくらいの才能でも治療には活かせるとお考えなわけですね？

じゃあとで、浅見さんに僕がかかわったある発達障がい当事者の方が書いたものを見せましょう。書いたことでというより、書いたものが評価されたことで自信がついたんですけどね。

その人は、真面目に登校していたにもかかわらず中学校時代の成績がオール1だったそうです。そのあと頑張って社会に出て働くんですがうまくいかなくて、精神科にかかって薬漬けになって、三十三歳で僕のところに来たんですね。本人も自分が発達障がいかもしれないと疑ってきたんですが、僕が発達障がいだと診断したら急激に落ち込んだそうです。でも、周囲の励ましでやがて気持ちを切り替えられて、思いたって色々なことをやりだしたんです。一に行動、二に行動、三に行動とか言って。自己流の認知行動療法をやったんですね。写真が趣味でこれまでも写真を撮っていたんですけど、自分の取った写真を施設に配ったりHPを作ったりしはじめました。

それまで自信がなく引っ込んでいたんですが、勇気を出して色々な作業所に行って写真を配ったんですね。で、僕の勉強会にも来て。そうこうしているうちに半年くらいで薬もどんどん減って精神症状もなくなってきたんです。それでその半年間の経験を冊子にしたんです。オール1だった人がどうしてそんな文章が書けるんだというくらい素晴らしい冊子で、人間ってこんなに変われるんだと思うんだけど、どうやったら変われたかがそれに書いてあるんです。その冊子をあとで差し上げます。

ありがとうございます。

そうやって、自分が変わるためのひとつのきっかけをつかんで、等身大の自分になれたんですね。自分はＡＤ／ＨＤだしアスペルガー症候群だしＬＤだし、でもいいところで勝負するんだって。こういう変化をする人が時々いるんですよ。

わかります。

神経系で言えば、ドーパミン報酬システムが活性化した状態になったんですね。計画して実行して、やればやるほど褒められて、どんどんうまくいくようになり好循環になったんです。

なるほど。

ＡＤ／ＨＤの人たちが将来大人になったときに、人のために働く善玉になるかならないかの違いは、小さいときにいじめられたり批判されたりしないで、周囲に認められて育ったかどうかが関係してきます。感情の波がコントロールできて、ある程度の学習能力があれば、善玉ＡＤ／ＨＤになる要素が大いにあるんですね。

でもあんまりおだてすぎてもダメじゃないですか。そこが難しいですよね。

ああ、その問題ですね。なんていうかな、善玉になる人っていうのはやっぱりポジティブですよ。そしてポジティブというのは天狗になることとは違いますね。

天狗になるというのはつまり「自分を振り返らない」という性質です。どうして振り返らないかというと、一つめの理由としては自分が劣等感がいっぱいで責められたくないという自己防衛が強いからです。二つめは、生まれ持った特性が原因になって自分を見る力がないことがありますね。自己認知が弱いために、いくら言ってもなかなかぴんとこないんですね。三つめは、自我が肥大していて軽躁状態の人。自分はすごいんだ、と外側ばかり見る人です。そういう人も自分の内側が見られないので天狗になりやすいです。

じゃあいつ自分の内側を見る力をつけるかというと、小さい時期から自分に目を向ける訓練というか、そういうのをやらないと、もともとそういう神経の働きが弱いのだから、自然には育ちにくいんですね。気分の上がり下がりが上がるほうに偏ってしまうんですよね。

軽躁状態というのはポジティブとは限りません。興奮していて攻撃的で感情を調整できない時があります。とてもポジティブとは言えないですね。

感情をある範囲内に調整できるということがとても必要なことだと思います。これができないと、対人関係も自我形成も歪んでしまいます。

脳は変わる

私はそういう風に、障がいがあっても伸びていく人の話がすごく好きで、ニキさんのときからそういう話をずっと紹介してきているんですけど、それに反発を感じる人も多いみたいです。

でもああいう風に、途中でひっくり返るような伸び方、変わり方をする人がいるんですよ。発達障がいを持つ人は、決して止まっていないです。

止まっていないですよね。

ディスレクシアの方で40歳も過ぎてから急に変わった人もいますよ。それまで完全に右脳優位だった性質が、ある時期に左脳も使うようになってバランスが取れてきたんです。その時、左脳が激しく痛むということが起こったのですが、新たに脳を使い始めるときはこうしたことが起きるんですよ。そして、パソコンも文章も苦手だったんですが、てにをはの整った文章を書けるようになってきました。

それは苦手だった文章を書くようにしたんですか？

はい。本人用にパソコンの入力ボードを作ってもらったら書きやすくなって。脳の使い方が変わったんですわ。その様子をブログに書いたんですけど（http://mog.la/ 楽しいモグラクラブ）、弱い脳機能が遅れて伸びていくということが、大人の発達障がいにはあることを証明できる人は実はたくさんいるんです。

いますよね。藤家さんなんかもそうです。でも、脳の可塑性をどれくらいに見積もっているかによって、というのは先生によって違うじゃないですか。それによって療育方針とか、治療方針とかも違ってきます。治療しようっていう考え方が正しくない、という信念を持っていらっしゃる支援者も多いし。

僕はそうは思いませんね。とにかく脳は鍛えれば変わります。「こんなに遅くなってから」っていうことが発達には起こるんですね。

ただ、薬や環境調整などの外からの働きかけだけじゃだめなんです。本人が自発的に動かないと。

そのやりたいという気持ちはどこから湧いてくるんでしょう？　藤家さんの回復の仕方なんか見ると「別人になった」っていう言い方を私たちはしているんですが。

ああそうそう、先生、一つおききしたいことがあります。私自分の本（『自閉っ子と未来への希望』）のタイトルの中に「未来」という言葉を入れたんですけど、藤家さんは療養中未来を思い描いていたと言います。そして、神田橋先生も治療のとき患者さんの未来を描きながら治療に当たられるとおっしゃっています。

でも発達障がい系の人、あるいはその保護者の中には、未来が思い描けない人いるでしょ。「それってだめじゃん」て思っていたんです。でも、未来を思い描けない脳みそってあるんでしょうかね？　未来を思い描けないのも脳みそのタイプで決まるんでしょうか？

良い悪い関係なくですか。経験不足や能力不足や無意識からくる想像力の障がいですかね。マイナス感情やネガティブ思考に支配されている人は悪い未来ばかり描きますけどね。

自分のいいところに自分では気づけないかもしれない

僕は心理治療を学んで、あることに気がついたんです。人間の中にいいものが眠っているんだということです。ある成人の方と心理治療をやりながら、並行して左手でクレヨンで気持ちの絵を描いてもらったんです。はじめの頃はせっかく絵を描いても黒く塗りつぶしてしまいました。やがてそこから黒の塗りつぶしが少なくなっていって、次第に明るい色調を使うようになり、最後はすてきな絵だけを描くようになったんです。始めの頃はそんな絵が出てくるなんて想像できないほどでした。

でもあきらめずにやったおかげで、そこまで至ったんです。だから本当に人間って一見マイナスに邪魔されていてもそれだけじゃない、きっといいものが隠れているんです。ミルトン・エリクソンも書いているし心理治療の人はみんなそういう心積もりだと思いますけど、基本的には人間を信じてやっています。

ところがそんなことはないと決め付けている人がいる。決め付ける前にやってみろと思うんですけどね。

それはやはり過去に傷があるからでしょうか？　いいものがあっても見えなくなってしまったり。

そうですね。そういうイメージですね。自分のいいところに気がついていないんです。見えなくなっている。見えなくされている。それを僕らが見てまず指摘してあげないと、自分では気づけないんですよね、真っ暗闇で。

先生の場合は、脳に関する知識に裏付けられた「なんでもあり」と「いいところさがし」ができるのがいいですね。

もっとも最近ですよ、僕がこういうことに気がつくようになったのは。心理治療やり始めて、心の世界をのぞくようになってから次第にわかってきたんです。それまでは心の世界にこれほど突っ込むことはしていませんでした。でも、内から外を動かすこともできるし、外から内を動かすこともできるらしいとわかってきたんです。

外から内を動かす？

まあ人間は心のある存在ですけど、精密な機械でもあり、肉体も持っています。なので、機械は動かしていないと錆びるし、肉体は使っていないと衰えてしまいます。脳も使っていないと錆びたり衰えたりします。じゃあ動かすときに本当に心がこもっていないといけないかというと、そんなことはないんですよ。使えば使うほど鍛えられるし潤活になります。

ああ、たしかに人間は機械でもありますね。

そうです。そして動かすときには、動機付けや意欲から動かされる場合と、機械のように外から動かして内のエンジンを動かす場合と、両方あるんですね。
「のうだま」っていう本は読みましたか？　大脳基底核の一部に淡蒼球という神経核群がありますが、それについての本です。淡蒼球は「やる気」につながる神経なんですが、実は前頭葉皮質にストップ信号を送って、ある動作をさせないようにブレーキをかけています。ところがこの神経にさらに、別の神経がストップをかける結果、ある動作がスタートするという複雑なシステムになっています。トーレット症候群のチックの背景にあるのも、したくない動作を止めておく淡蒼球のメカニズムが故障したためのようです。「のうだま」の「たま」は淡蒼球の「球」、そして、脳をだますの「だま」なんていうことが書いてあり、とても面白くて役に立つ本ですよ。

身体づくりと神経の育成

なるほど。「動かす」という発想の大切さがわかりますね。身体づくりのための運動も、それこそ別にアスリートになるほど得意じゃなくていいわけですよね。ただボディイメージとかがはっきりしていたほうが生きやすいし。どこからどこまでが自分の身体かわからない、なんて発達障がいの人はよく言いますが、それだと世の中に出て行くのが怖くなって当たり前に思えます。

アスペルガー症候群では、動作性ＩＱが言語性ＩＱより有意に低いのが特徴なわけです。言語系の能力に問題がなくても、運動神経や視空間認知、社会性認知・情動コントロールなど非言語的な能力に問題があるわけです。身体のバランスや細かな身のこなし、そしてボディイメージの希薄さにも関係して想像力にも障がいがある場合もあります。そうなると変化や新規の場面への適応が悪くなります。このような子どもたちが結構たくさんいて、その子たちが早期にトレーニングに取り組むかどうかでは予後に違いが出やすいです。

ここで一つ、僕がある保護者の方から受けた相談をケースとしてあげてみましょう。小学校高学年のお子さんを持つ方からの運動面でのご相談です。

＊＊＊＊＊＊＊＊＊＊＊＊

保護者よりの質問

①　学校生活ではコミュニケーションもとれ、担任の先生、友人とも今のところ順調に過ごしています。ただ、運動面で気になる点があります。手先が不器用なせいなのか、球技が苦手です。体育の種目でキャッチボール、バスケットのパスを受ける時など上手くつかめないようです。体のバランスや体の使い方がわからないように思いますが、普段の生活で工夫できることはありますか？

②　筆圧が強く、漢字の書き取りなどは「手が疲れる」と言って長続きしません。このようなことも関連しているのでしょうか？

③　今後、中学・高校と進む中で、運動面の不器用さ（苦手意識と表現した方が○？）を少しでも取り除いてあげられたら…と思っています。

長沼医師からの回答

お子さんの場合、コミュニケーションや学習面には問題がなく運動面の弱さだけが気になるということでしょうか。

医学的診断名の中に「発達性協調性運動障がい」というのがあります。脳性麻痺とは診断されないけれども、運動発達の顕著な遅れや不器用さが学業や日常生活に影響を及ぼす程度にあり、感覚運動統合機能の障がいを示唆するさまざまな神経学的ソフトサインを伴っているという状態像を示します。

このような子たちは、異常とは言い切れないけれども正常では絶対にないような不器用さを持っており、四肢体幹の低筋緊張や身体感覚の鈍さのために、背が円く寝ころがりやすい、動作や作業が遅い、手足に過度に力が入る、ボディイメージが乏しい、疲れやすい、注意力や集中力に乏しい、また、眼球運動がスムーズではないために動体視力が弱いなどのさまざまな症状が伴います。

安定した姿勢を保ちや動作を行うには、視覚（脳内視力）と前庭覚（バランス感覚）と固有受容覚（筋肉や関節の運動覚）の統合が必要であり、身体をダイナミックに動かす活動が有効です。

その活動の際に大切なのは、こんな簡単なことでよいのかと思えるくらいの単純で面白くて楽しめる内容から始めて、少しずつ成功体験を積み上げ、自分から次の段階へと挑戦しようとする気持ちを育てていくことであり、複雑で高度なことを要求して失敗体験になるようではいけません。

　このような不器用さの問題を、身体の感覚運動統合障がい的な視点から診察し、詳しく検査や行動の評価をしたり、セラピーやアドバイスを行ってくれるのは、感覚統合療法を専門に学んでいる作業療法士やその他の先生方です。

＊＊＊＊＊＊＊＊＊＊＊＊

 一つ質問させてください。この場合の「発達性」とはどういう意味ですか？

 「生まれつき」という意味です。

 ああ、なるほど。

 **発達性協調性運動障がい**は次のような特徴といえます。

＊＊＊＊＊＊＊＊＊＊＊＊

・運動発達の著明な遅れ（不器用）。

・学業や日常生活に影響を及ぼす程度である。
・神経学的微徴候（ソフトサイン）が存在する。
・身体疾患や神経疾患（脳性まひや筋ジス）や広汎性発達障がいを除く。
・精神遅滞との合併は一部認める。
・学童の６％と推定（Paltajko, 1999）される。

子どもたちの中に、異常とは言い切れないが正常では絶対にない不器用さを持つグループが存在するんですね。このグループの子どもたちは、専門的な評価を行えば、ＰＤＤ、ＡＤ／ＨＤ、ＬＤ、知的障がい、非常に軽微な脳性麻痺と診断がつくかもしれません。症状の特徴として、体幹の筋肉の低緊張、手足を使う際に過度に力が必要、ボディイメージの弱さ、眼球運動の調整の遅さ、耐久力・集中力の乏しさが挙げられます。

＊＊＊＊＊＊＊＊＊＊＊＊＊

左右の脳に注目して自閉症スペクトラムを分類してみる

そしてすでに１９８５年にルーケ教授が、言語性ＬＤ、非言語性ＬＤという概念を提唱しています。

「言語性学習障がい」の特徴は、

＊＊＊＊＊＊＊＊＊＊＊＊

〔知的能力〕　全体的な遅れはなく、アンバランスが目立つ。
言語性＜動作性、継次処理＜同時処理
〔運動能力〕　図工・体育・歌は比較的好き。
〔社会能力〕　友だち関係は良好。
〔注意能力〕　聴覚的な弱さが目立つ。
〔学習能力〕　読み書き障がい、ことばの問題が目立つ。
〔どのような様子が見られたら疑うか〕　会話は苦手だが、友だちは作れる。不注意は目立つが、多動・衝動性は少ない。読みや言葉が苦手。文章題が苦手。絵や図形は強い。

＊＊＊＊＊＊＊＊＊＊＊＊

「非言語性学習障がい」の特徴は、

＊＊＊＊＊＊＊＊＊＊＊＊

［知的能力］　全体的な遅れはなく、アンバランスさが目立つ。
言語性＞動作性、継次処理＞同時処理
［運動能力］　運動音痴や不器用さが目立つ。
［社会能力］　ルールがわかりづらく集団参加が苦手。
［学習能力］　図形や単位、楽器や図工が苦手。
［どのような様子が見られたら疑うか］　言葉が達者で、運動の苦手さが目立つ。読み書きが苦手。工作や図工が苦手。社会性は弱いが、自閉的なこだわりは目立たない。

＊＊＊＊＊＊＊＊＊＊＊＊

なんか、「非言語性学習障がい」について読んだら、知り合いのアスペルガーの方たちの姿がどんどん浮かんできました。

アスペルガー症候群は、自閉症の三つ組みのなかで、言語発達の遅れやコミュニケーション能力の遅れが目立たないもの、と臨床的に定義されていますが、脳で発達特徴をとらえた場合、自閉症スペクトラム障がいは、

・右脳優位型の自閉症タイプ
・左脳優位型のアスペルガー症候群タイプ
・両脳型の特定不能タイプ

の三つに分けられると思いたち、その特徴を大まかにまとめてみました。第五章で詳しくご説明します。

国際診断基準は行動特徴で定義されたものなので、脳の働きに視点を置いていません。なので、診断基準の説明だけでは、目の前にいる患者の特性を言い表しきれないもどかしさがありました。アスペルガー症候群と非言語性学習障がいは重なる面が多いけれど、その概念が導かれた背景や研究がまったく異なっているわけです。社会性が比較的よくて、運動障がいや学習障がいがめだつ子どもの場合、アスペルガー症候群というよりは、非言語性学習障がいによく当てはまる場合があります。

そうなんですか。たしかにそのゾーンの方もいらっしゃいますね。

非言語的能力っていっても運動や視空間や社会性の問題だけではなく、注意集中力、体性感覚、音楽能力、表情認知など他のさまざまな能力を含みます。

右脳は左脳に比べて、より長い神経線維が多く存在し、より多くの神経ネットワークを作っているようです。したがって、右脳での情報処理は左脳に比べて同時処理的になると言われています。だから、直感的な働きが可能になるのかもしれません。

私は自分で左脳の方に能力が偏っているような自覚があるんですけど、私はバカなんでしょうか？

いいえ、そんなことはありません。浅見さんは、直感的で右脳的な人間でもありますよ。両方の脳が脳梁を介して同時に働いているのですが、おそらくモードを切り替えることによって、左脳的にも右脳的にも脳が使えるのではないでしょうかね。左脳の働きは言語化、そして出力だと考えられています。非常にたくさんの情報を、概念としてまとめて、たった一言で表現できる。そうやって左脳で情報処理を簡便化できるってすごいことですよね。脳はさまざまな役割分担をしながらそれを統合して働かせているようです。

省エネなんですね。そういえば私は省エネが得意なような気がします。

はい、そういうことになりますね。左脳で省エネしているのかもしれませんね。コピー機能で言えば、文字でやれば何ビットだけどスキャンすると何万ビットも容量が必要なのと似ていますよね。

行動が脳を導く

でもこう考えると、身体面でのトレーニングは、むしろアスペルガー症候群の人にとって「苦手の克服」なんですね。そしてだからこそ、身体面への介入に、非常に熱心な人とアレルギーのある人がいる理由がわかったような気がします。「絶対必要ですよ！」「効果ありました！」っていう人と、もう最初から絶対やりたくない人と両極端です。身体面のトレーニングって。

例えば、前頭葉の内の実行機能が落ちているような場合、実行機能のなかの特定のスキルを訓練すればいいっていうのも一つのやり方ですけど、もう一つは、前頭葉全体の機能を高める訓練をすればいいという考え方があります。特化した実行機能訓練ではなくても、全般的な前頭葉の働きを高まれば特定の実行機能も高まるはずだというわけです。

あ、たしかに。

マラソン選手の高橋尚子さんが練習のときに計算を行うなどがそういうトレーニングに当たります。走るトレーニングの合間に簡単な暗算をするんですよ。単純な読み・書き・計算は前頭葉の機能を高めるんです。そうやって前頭葉を刺激して前頭葉の運動能力を高める、という脳の鍛え方があるんです。

小脳なんかもそうです。前頭葉―新小脳関連という神経システムがあり、前頭葉を使って出力する時には小脳ももちろん使っています。そうすると運動以外でも小脳も賦活します。

なんで脳機能向上に運動なんでしょう、って疑問を持つ人も多いですね。私自身は、マインズ・ボディがあるせいか実感としてわかるんですけどね。でもなかなか納得してくれない人も中にはいます。納得してくれる人もいますけど。

何で運動が大切なのか。最近の脳科学は面白いですよ。たとえば、元々運動していた人としていない人に分けると、運動していた人のほうが認知症になりにくいなんていう話があります。そしてハードトレーニングでなくても、単に歩くだけでも脳のさまざまな働きにいいということが研究されています。

ジョン・レイティ教授の本（「脳を鍛えるには運動しかない」NHK出版）でもそう言っていますね。

レイティ教授の一番の主張は、「脳は使えば使うほど鍛えられる」ということですね。注意力や社会性を鍛えるためにも運動するということが影響するのだと言っています。認知のトレーニングしなくてもですよ。

あの、神田橋先生が百面相体操がいいっておっしゃったでしょ。

そのとおりですよ。

それで私、自分の顔なんてどう動くかわかっているんだからなんでそんなのが訓練になるんだろうと不思議に思っていたんですけど、「イメージ脳」を読んだら、脳が顔を動かせと送る指令と実際の動きとフィードバックの間に０・１秒か２秒の差があると書いてあったので、じゃあこれはやっぱり脳の活性化にいいんだろうなと思いました。予測を立てて動かして確認する――そういう脳の機能の道筋をつけるみたいですね。

それに結局、行動が脳をだますんです。割り箸を横にくわえただけで、脳は今笑っているなと判断し、気分が明るくなるんだそうです。僕も自分で経験ありますけど、辛いときに笑った顔を鏡に向かって自分で作ると少しは気分がよくなるんです。それは科学的にも証明されています。顔一つとってもそれだけ効果がある。まさかそんなことなんて思われるかもしれないですけど、本当に人間の身体と脳は密接に結びついていて、脳は身体を動かすと同時に身体が脳を動かすんです。

そして先ほどのケースの方にお勧めした感覚統合訓練にも説明しておきましょう。

「感覚統合Q＆A」（佐藤剛監修　協同医書出版）によると、感覚統合療法の特徴は、「目標を具体的な運動や学習に関する技術の獲得におくのではなく、能力の発達を可能にする脳の機能を高めるところにある」とされています。

基本的な考え方は、「できないことを何回も練習させて獲得させるのではなく、主に全身を使っての活動を通して基本的な感覚刺激を調整して提供することで脳の機能を高め、発達過程の改善を目指す」ものだと。

さらに感覚統合訓練においては、「成功感を味わい、自信を与え、次の発達レベルへ挑戦しようとする気持ちになれるようなレベルの活動を用意する」のが原則です。亡くなられた佐藤剛先生はよく「感覚統合は芸術です」とおっしゃっていましたが、その意味が今なら納得できます。感覚統合は脳機能を高めることによって、自己実現・自己解放を目指しているんですね。

僕は知能検査や心理検査よりもまず、感覚統合検査から学んだんです。若い先生たちに混ざって実技試験を受けてなんとか資格を取りました。療育センターに赴任して何年間かは感覚統合検査ばかりしていた時期があります。

若い学校出たての先生方にまざって試験を受けられたのですか！　本当に先生は自ら実践なさる方なのですね！

セロトニン神経の賦活

その他に運動療法で有名になったのは、有田秀穂教授（「脳からストレスを消す技術」サンマーク出版等）の提唱したセロトニン運動ですね。

セロトニン運動？

セロトニンの神経の活性を高める体操で、意識的なリズム運動というのが原則なんです。

足踏みでもなんでもいいんですか？

足踏みでもなんでもいいんです。意識して交互運動に集中すれば。

交互運動なんですか。

一応そういうことになっていますね。ただ、呼吸なんかもリズムですよね。あれも意識的にやるとセロトニンの神経が高まるのだそうです。

ほんとですか？

そうですよ。有名な研究で、一般向けの本がたくさん出されています。

でも簡単ですよね。ウォーキングがいいっていうのは有名だけど。

そう。グダグダしてはいけません。意識してリズミカルに交互運動するといいんです。

セロトニン高めるぞ高めるぞとか思いながら歩くといいんですか。

そう。あと日光に当たるとか。食べ物もセロトニンの原料であるトリプトファンを多く含むのもの、例えばバナナを食べるといいとか言われています。

それは簡単ですね。調理もいらない。

そうなんです。あと、パニックになりそうなときにも運動はいいですね。走るとか腹筋とかの運動をすぐにして脳を切り替えてしまうといいのです。あとはその場所から離れるとか、好きなことをやるとかして、とにかくマイナス感情が爆発しないようにギア・チェンジするのです。

ああ、たしかに気分転換にも役立ちますね、身体を動かすのは。

セロトニン運動もそうだと思いますが、最近はアクティブ・レスト、つまり何もしないで休むのではなく、積極的に何かをして休むという考え方が出てきています。歩行とか呼吸とか瞑想とか、とにかくリズムを意識した運動が、脳を穏やかに覚醒させるセロトニン神経系を賦活するということですね。いい方法だと思いますよ。お金かからないし、自分でできるし、難しくないし。

たしかにそうですね。

刺激に敏感か鈍感かの区別は大事

まあ今挙げてきたさまざまな理由から、小さいときに基礎的な身体の訓練をしておくといいようです。勉強もそうですが、身体的な基礎訓練をすることは、筋力や脳力や基本的な頑張る力をつけ、より複雑なことをやる基礎を作るんですね。

応用は難しい人もいるけど、単純で基礎的なものをしっかり培っておくと、そこに労力と時間をかけなくてすむようになり、応用の方へ力を回せるようになるんです。

発達障がいの場合、脳が成長するときに発達が遅れる部分があるわけですが、そこが遅れて賦活したりするんですね。面白い現象です。もう何人もそういう人たちを見てきました。教育の分野では学童期にバーストと呼ばれる急に力ついて伸びる現象が知られていますが、発達障がいでは成人になってからも、年をとってからもそんなことが起きるんですよね。

それを先生は治療として意図的に起こしたりするのですか？

そうですね。意図的にやったといえば、小さい子たちにはやっていたかもしれません。ZERO TO THREEというアメリカの非営利組織が、発達に偏りを持つ乳幼児の発達を促すための理解と方法を「精神保健と発達障害の診断基準——〇歳から三歳まで」として出しています。日本でも2000年に翻訳出版されました（ミネルヴァ書房）が、脳機能の理解を背景にしていることと対応の原則が書かれていてとても役に立ちましたね。

その診断基準ではマルチンステム発達障がいや統制障がいという概念を用いて、かかわりとコミュニケーションに困難のある乳幼児を六つのタイプに分けているんです。乳幼児期と小児期早期に出てくる行動、生理、感覚、注意、運動、情緒の反応を統制することの障がいという考えです。

基本的に、刺激に敏感か鈍感かで分類し、敏感な子たちを、敏感で固まるタイプと、過敏に反応を起こすタイプに分けています。

 ああ、たしかにそういう違いがありますね。

 刺激に対する反応の違いということは、療育方法を考える上でとても大切な診方なんですね。刺激に鈍感な子たちには、脳の活動が乏しいタイプと、逆に活発で豊かなタイプに分けています。

＊＊＊＊＊＊＊＊＊＊＊＊

ZERO TO THREE の診断基準による子どもの6タイプ

タイプⅠ　過敏反応性

　ⅠA　こわがりで用心深い、ⅠB　否定的で挑戦的

タイプⅡ　過小反応性

　ⅡA　引きこもりとかかわりの困難、ⅡB　自己没頭

タイプⅢ　運動の不調和、衝動性

タイプⅣ　その他

＊＊＊＊＊＊＊＊＊＊＊＊＊

刺激に敏感か鈍感かでまず分けて、それをまたサブタイプに分けて考えるんですね。

これでまず、小さい子たちをどんなタイプか見て

・刺激に鈍感な子たちには強い相互作用的な入力を与えイニシアチブを育む。

・刺激に敏感な子たちには感覚的経験への共感性とゆっくりした支持的な励まし。

・多動な子たちには明確な構造と制限を伴った継続的で温かい関わりをする。

というふうに関わり方の基本原則、つまりどんな関わり方をしたらこの子たちはよくなって、どんな関わり方したら悪くなります、ということが診断基準の中に書かれているんですね。

それはよく使われているのですか？

さあ、どうなんでしょう。僕は11年前の翻訳出版以来、小さい子や発達の遅れた子にはそれを使って診たてています。でも、小さい時のこうした性質というのは大きくなっても残るので、発達の診方、考え方としてはどんな年齢にも適応できるのではないでしょうか。

あと、解離性障がいの子たちにも運動や感覚刺激はとても大切です。自分の身体的感覚であるボディイメージが養えるからです。自分の身体感覚は、自己感覚を作り、外界とかかわっていくときの基礎になるものだからです。

世界の中での位置づけの基本が自分の身体の感覚ですものね。

そうなんですね。

それがはっきりしないと、自他の区別とか境界がはっきりしないですよね。解離している方が自分を取り戻すときには、自分の肉体の実感をありありと感じることは大事ですね。よく自閉症の方は自我（自分らしさ）が弱いと言われますが、そもそも体感の弱さと関係があるんじゃないかとは常々感じてきました。

発達障がい者の長所

発達障がいの人が、一次特性、ゼロ次特性を活かすという場面で活かせるもの――つまり発達障がいの人の長所にはどういうものがありますか？

脳で考えると、ニキさん的な言語系が強いタイプと、藤家さん的な芸術系が強いタイプ、あとはすごく運動神経のいい運動系タイプ。ディスレクシアの子たちは芸術や運動タイプが多いですし、ＡＤ／ＨＤ系はベンチャー的なものにチャレンジしていくエネルギーがありますね。

ニキさんも藤家さんも、中田大地くんも東田直樹くんもそうだけれど、個性豊かな生きざまを見せる発達障がい者が出てきている。そういう時代になっていると僕は実感していますね。僕も当事者の人たちの本から、多くを学んできました。

中田大地くんの本も読みましたけど、僕はああいう努力する子が大好きですね。発達障がいがあるとはいえ、努力するかしないかの違いは大きいです。才能というのは最初から才能じゃないわけですよね。徹底的にそればかり繰り返していくと得意になり才能になっていくんです。

たしかに。まあ好きなこと、得意なことのほうが努力しやすい気はしますが。

苦手なことばかりに見える子たちのなかに、音楽とか絵とか人の気持ちがわかるとか、そういうものを見出したら、どんどん使わせるんですね。磨いていくんです。そうすると、そこにやる気とか興味とか成功体験が加わり、どんどんどんどん本人がやりだして、それがずっと続いていきます。

どうして苦手を避けるかというと、嫌だから避けるわけですね。

そこで苦手なことをうまくやらせるためには、その子の特性に応じてかかわり方や負荷を選ぶというテクニックが必要です。それがあれば、苦手をやるようになるんです。敏感な子にスパルタは効かないし、鈍感な子にやさしくやっても通じないし。刺激に弱いか強いかということの見極めは大事です。

あと非常に活発でまとまりのつかない子たちには「枠づけ」が大事。環境を整えてあげるのも大事です。整えた環境の中でまずはやってみるという考え方が、子どもだけじゃなく大人にも使えると思います。

「知的障がいが重い」とはどういうことか

じゃあ、知的障がいの重い人はどうでしょうか？　脳に可塑性があるのなら、知的障がいの人とかもＩＱとか伸びたりするんですか？

はい。知的障がいの人も知的に伸びますね。人間の脳には結晶性知能と流動性知能と二通りの能力があります。言語的な能力・コミュニケーション能力・内省・自制力なんかは結晶性ですね。で、結晶性知能は伸びていくんです。知識も理解力も年取っても伸びていきます。でも推理力・処理の速度とか空間を認知する能力は流動性知能で、ある段階で頭打ちになっていくんですね。よくあるのは幼児期に言語能力が低くてＩＱが低かった子たちが、言語の力が伸びて社会性も伸びると流動性知能を高めていくケースです。言語の力、社会性が伸びると知能も高くなっていくんです。

知能はやっぱり社会性と関係あるんですか？

言語を使って意味理解をしていくと、知能は伸びやすいですね。概念がわかるようになりますからね。

じゃあたとえばそれが音声言語でなくても、たとえば絵カードでも、コミュニケーションが取れるようになったら、知能の発達に効果ありますか？

ええ。やっぱりそれぞれ認知特性というのがありますからね。

言葉の処理には大きく分けて三つの要素があります。一つは音、一つは形（イメージ）、一つは意味です。この三者のどこかが弱いと読めない、会話がうまくできない、文章がわからないということになります。

なるほど。言葉の遅れっていうのはそういう仕組みで起きるのですね。

ならば、重度の知的障がいのお子さんの言葉がないパターンとＬＤってつながりあるんですか？

面白い質問ですね。実は、読み書き計算の能力と、知的に高い低いは関係ないですね。知的に遅れた子でも文字に強い子がいます。

あ、そうですね。

読み書きに関する能力が、その子の中で強いか弱いかによるんですね。知的障がいといわれながら言語系・文字系が強いお子さんたちは結構普通学級にいて、それなりに進級していけるんですけど、行動統制が取れなかったりして問題になります。前頭葉が弱いというのはコントロールしたり抑制したりするのが弱いので、むしろ行動面に難しさが現れます。でも学習には乗っていけますね。そういう子たちがいます。

なるほど。

重度のお子さんで、今僕の診ている子の中には、知的には低くて自閉症と診断つくまでは時間かかったししゃべることはほとんどできないけど、文字で自分の気持ちを表すことができる人もいます。

しゃべったり書いたりする力よりも、聴いて理解する力があるんです。そして勉強の意欲もあるんです。勉強の機会を保護者が与えていたら、小さいときは本当に自閉症っぽかったんですけどだんだん色々なことができるようになりました。

言葉はいまだに片言ですけど、タイプして文章を書くと素晴らしい詩を書くんです。どうしてこんな詩が書けるのかと不思議です。だから普通の授業も小学校からずっと聴いているんです。でもノートも取らないしテストも書けないです。でもお母さんはその子のやる気を否定しないで、周りから色々言われながらもこの子がやりたいのならやらせると言って高校も通信制高校に行って勉強させて卒業しました。能力っていうのは使えばそういう風に伸びるのに、途中であきらめたら伸びなかったでしょうね。

生まれもった脳の状態を考える軸

能力は一つではありません。知能だけではありません。知識に加えてあと四つの要素で発達を見るという視点がとても大事です。

その四つというのは？

自閉傾向、多動傾向、学習障がい傾向、あともう一つぜひ入れてほしいのは運動感覚の弱さですね。これだけ入れるとだいたいその子の生まれ持った能力が把握できます。脳の状態が把握できます。

なるほど。

脳の組織の中には、たとえば低酸素なんかでやられやすい神経があります。小脳とか海馬とか大脳基底核とかやられやすいんですね。ふだん血流や代謝の多いところは低酸素でやられやすいんですね。

ああなるほどそうですね。

だからね、どこでもやられるわけではないんですよ。

ああ、そうですね。

逆に言うと、どこかはね、強いんです。たとえば大脳皮質が弱ければ、皮質下が強いとかね。

知的障がいが重い子の「いいところ」を探す

すごく大きな話なんですけど、知的障がいの重いお子さんが幸せな一生を送るにはどうすればいいですか？

あー。えーとですね、自分の棚卸っていうのかな、どんな人でも能力はあるので、今の自分でいいや、って思えることは大事です。自分にもできることはあるんだ、って。

知的障がいの重い子でも、その測れない能力、たとえば直観力があるとか感情豊かとか、そういう才能を見出すことはできます。逆に敏感すぎて、わーっとなりやすい面もあるんですが、別の方向から見ればそれは敏感で感じやすくて、普通の人が感じないものを感じられるという性質です。

僕の子もそうですけど、知的障がいが重い子が、とっても心豊かに生きています。等身大で生きていますからね。それは広い世界は知らないかもしれないけど、身の回りの家族や出会う人たちを、とても幸せにします。そのかわり周りの怒りとかを全部吸収しちゃうくらい敏感なんですけど。

僕は最初その子を治したいとか、神経の悪いところを究明したいという気持ちでこの領域に入りましたけど、その子が育っていく過程で、その子らしく生きている姿を見たら、なんというか、人と比べるものじゃない、と思ったんですね。その子らしく生きている。どんな重い子でも楽しく生きられるんだ、と思いました。

じゃあ、その子のいいところを周りが見つけてあげたほうが近道なんですね。

僕の子は面白いですよ。調べていったらね、特徴は、ビジュアルに強いところだったんです。

ビジュアル？

脳の検査をしましたら、視覚刺激にはすごく反応がよくて、でも聴覚の刺激に反応しなかったんです。それで感情豊かで、社会的認識が出来るんですよね。小さいときから映画が大好きで、言葉は通じないけれども全部視覚的に入るので、ＴＥＡＣＣＨ的な手法が有効だったんですね。

絵カードとか。

そうそう。視覚や直感から入っているっていうことが途中からわかったんですけど。

それは先生がご職業柄、優位な感覚を調べようという軸を持っていらしたからよかったですね。視覚か聴覚かとか。一般の親御さんではなかなかそれが難しいかもしれません。

僕だって検査ではっきりわかるまでは聴覚からほとんど入っていないと思いません

でした。なんか言えばうんとか返事をするし。でもちょっと言い方変えると同じことでもわからなかったり。

顔を見たりして情報を得ているのでしょうか。

表情は読んでいます。でも言葉のあやなどはわかってないんです。

まあそういう認知上の問題がどの子にもあります。自閉症と一口で言っても色々な認知のアンバランスがあるので、それを見つけてあげて、理解や記憶のいい方を伸ばしてあげたらいいと思います。成人の人にとっても、大事なのは等身大の自分を見つけるということです。

逆に知的障がいのない発達障がいの青年たちを見ていると、等身大になっていないことが多いです。自己認知が、小さすぎたり大きすぎたりしています。

自己認知って言っていますけど、自己認知ってたんに頭でわかるだけではすまなくて、自分は苦手もあるけど得意もあって、その得意で勝負していけばいいんだということが自己認知だし、それをどうやって促すかという、そこが問われているのだと思います。

自分で自分の特性に気づきにくいのなら、それに気づいて促すのが周囲の支援です。僕の子なんかも聴覚的には全然だめで言葉がないんですけど、視覚的には色々なものが入る。でも自閉症じゃない。映画が好きなので、どんどんどんどん映画に連れて行ったんです。そうすると大人が見ていて泣くような場面で一緒に泣くんです。知的には重い障害です。

でも映画見ながら泣いているんですよ。わかんないだろうから映画連れていかないと決めつけず、どんどん連れていったんですよね。

いいところに気がつかれる子はいいですね。気がつかれない子はかわいそうですね。

自閉症の重い子たちでも、なんでこんなことするんだ、ということしますよね。石ころ並べてみたり。なんか積んでみたり。こだわり行動。でもこだわりこそ生かして、それを趣味にしたり能力にすればいいんです。それをやっている間は間が持つというか、「自分」がそこに現れるわけですからね。その子らしさが。

　そういう能力は社会でやっていく能力とは違うんだけれども、ＴＥＡＣＣＨ流に言うと、こだわりこそ生かしなさい、ということです。それはなぜかというと、脳が働くからなんです。

　僕の方針もそういう感じです。変なこだわりはもちろん他のものに移します。たとえば反社会的だったり人を巻き込んだりするこだわりはね。でもそうでなければ生かします。

　その子の中にどういう光を見出していくかという問題をよく考えなくてはなりません。僕らが生産的な能力という面でしか人を見ないと、せっかくその子が持っている優しさとか感受性とかがわからない。肢体不自由の重い子でも、笑顔の一つ、反応のひとつでお母さんはとてもうれしいわけですね。その笑顔がうれしいといって生きているお母さん方いますよね。それを周りで見ていると、その気持ちを否定のしようがないですね。そういうお母さんはその子のいいところを見つけているわけです。

重い障がいを持った子を持って何が変わるかというと、そんな小さな進歩を喜べるところなんですね。

 そうでしょうね。

 それが価値観を変えてしまうんです。だから障がいの重い子の中にも小さな喜びがたくさんあります。周りと比べるのではなくて一人の子の中でね、強いところ弱いところと見ていけばね。全部が弱くてだめということはまずありませんから。

苦手なところもできるようになると、本人も親もうれしいわけですね。そしてできないところよりできるところを大きくしていくということの素晴らしさに関しては、障がいの重い軽いは関係ないですね。

そしてやはりできるようになるための手段や場所や工夫は親がどんどん学んでいかないと。自分では考えがつきませんからね。だから、療育の技術とか知識とかマインドの学びが必要です。

 そのときの考え方のコツはなんですか？

 たとえば不安一つに対策を考えるのでも、「頭」と「気持ち」と「身体」と三方向からのアプローチが必要だというのが僕の考えなんです。あらゆることを頭と気持ちと身体からアプローチする。三つの側面が人間にはあって、それをうまくつなげていく。どれ

かというよりもどれもうまく使いながらやるっていうのかな。

なるほど。

脳の知識は「いいところ探し」に役立つ

先生のような専門職ではなく、一般の方たちが自分のお子さんのいいところを探すのにも、簡単な脳に関する知識があったほうがやりやすいことが、先生のお話からわかります。ニキさんも相当脳みそに関する知識を取り入れることに熱心ですが、それが健全な自己認知を助けてきたんだ、というのが常々感じてきたところです。

ところで岩永先生がニキさんを「脳が頭でっかち」と評されている通り、あれだけ言語表現が巧みだけれども色々不自由なところもあるニキさんですが、私たちが「カン」でわかるところを一つ一つ言語化して納得しています。そしてその言語化の部分が仕事になっているんですけど。

で、ニキさんとよく話すんですけど、知的障がいが重くても、ニキさんより「カンがいい子」っていっぱいいますよね。

そうです。さっきも言いましたが、直感や第六感などのカンというのも能力なんです。測って表すことはできなくてもね。

たとえば神田橋先生が養生のコツとして、自分の「気持ちいい」を大事にしなさいと言われます。ところが案外、知的に高い発達障がいの方は自分の「気持ちいい」を探すのが得意じゃなくて、知的障がいのある方のほうが得意だったりすることもあります。

そういうことはあるでしょうね。いわゆる測れる能力とは別の能力ですから。

脳の各部位にはたしかに担当がありますが、脳は連携プレイをしています。従来の個々の要素に還元した脳のとらえ方ではなく、脳機能を全体的・多面的・総合的にとらえる見方が脳の可能性を伸ばすことにつながります。

とくに最近の脳科学の本では、ほとんどが「無意識の脳」（皮質下の脳）の重要性をしっかり議論しています。

それでは次に、人間ならではの脳と生物としての脳の協同作業、脳の全体的な連携プレイについてぜひ教えてください。

第4章

脳の連携プレイを活かそう

脳みそオタク仲間

さて、ここでちょっと読者の皆さんに裏話をすると、もともと長沼先生はニキさんのオタク仲間だったんですよね。

そうですね。

なんのオタク仲間かというと、脳みそオタク仲間なんです。ニキさんも相当な脳みそオタクですからね。だから先生と仲良しで、機会があると二人だけで脳みそ話で盛り上がっているんで、私はずっと長沼先生はニキさんのお友だちだとみなしてきました。

まあニキさんは「お友だち」の定義を私たちより厳密に持っているんで、たぶん「長沼先生はお友だちだよね」って言うと「お友だちじゃない。長沼先生だ」って反論すると思いますが。

だって私だってニキさんにとっては「友だち」じゃなくて「仕事相手」ですから。でも「長沼先生ってニキさんの脳みそオタク仲間だよね」ってこの前言ったら、それは否定しませんでしたよ。

そうですか。確かに、ニキさんは、10年前に札幌でやった講演の時に、脳画像見たさにわざわざ来てくれました。

私から見るとニキさんは、あれだけ膨大に脳みその勉強をして、すごい理論をたくさん知って、そしてようやくものすごく身近なことに気づくことが多いような気がしてるんです。

たとえば？

たとえばニキさんのボディイメージは左側がすっからかんなわけで、私も一緒に講演するときには必ずニキさんの右側に座るようにしています。

じゃないと話がはずまないんですね。ニキさんは左側に意識が向かないので。でもこういうのも脳みその勉強をして「そうか。どうも脳みその中でボディイメージというのが形成され、脳みそのどっかにバグがあるとどっちかだけボディイメージというものがぼやけることもありうる現象であり、どうも自分の場合には、左側がすっからかんであるらしい。だからああいうことやこういうことが起きるんだ！」って、ものすごく回り道の理解の仕方をしているような気がするんです。

脳みその分厚い難しい本を読まなくても「あれおかしいな？」って気づくのが普通だと思うんですが、ニキさんはそれを全部「お勉強」を通じて理解しているような気がするんです。体感の入力も弱いし、したがってボディイメージも弱いし、五感も偏りがあるし、弱いものはいっぱいあるけど、それをお勉強上手で補っているというか。

ニキさんにそうじゃない？　って訊いたらそのとおりだとか言っていました。

普通の人があんまり考えなくてもわかることをニキさんはすごく考えなきゃいけなくて、全部意識的な脳みそ労働でこなさなきゃいけなくて、だから疲れるんだろうな。でもだからこそ、その意識に上った部分を言語化できてそれが書籍等の執筆の仕事に活かされているという気がしました。

脳全体を見る時代になってきた

今、脳科学の流れは大きく変わろうとしています。従来は要素還元主義というか、どの分子や神経系や脳部位がどんな役割をしている、という解明に重点が置かれていました。たとえば、意思決定能力などをいくつかの神経系の活動で説明しようとしたり、怖がりといった性格や個性を遺伝子の差で説明しようとしたりしてきました。
　今は脳機能を全体的・多面的・総合的にとらえて分析する時代に入ってきています。脳は階層が幾重にもあり、複雑な構造を持ち、相互作用が非常に密なのです。そして僕はこの章でもその見方を提案していきたいと考えています。
　岩永先生がニキさんは「脳が頭でっかち」とおっしゃったように、ニキさんの場合には意識に上る脳の働きを精一杯活用し、生活や仕事に役立てているのでしょう。記憶や言語系が強いので本もたくさん読めるし、それを仕事にも活用できる。でも人間の能力はそういう目に見えたり検査で測れたりできるものだけではないのです。感覚や運動などの測りにくいさまざまな部分で、ニキさんにもご苦労があるのでしょうね。

 そうですね。知能以外の脳の部分でですね。

 まず、脳の外から見える部分にあるのは大脳皮質と小脳新皮質ですね。進化的には一番最後に発達した人間らしい脳を担当している部分です。そして表面からは見えない部分には様々な皮質下の神経があります。20年ほど前にポール・マックリーン教授が提唱した「三位一体脳」が有名で、進化的には脳が三層構造になっていると言われています。

まず土台、一番下には、爬虫類脳といわれる古い脳があり、反射や生命維持に関わります。脳幹・旧小脳といった生命維持にかかわるとされてきた脳ですね。そのあとに古哺乳類脳といわれる鳥類や両生類が持つような情動にかかわるような大脳辺縁系が膨らんできたのです。最後が哺乳類脳でたくさんの情報を処理し表現する大脳と小脳新皮質です。

この三つの層が脳にあり生物の進化をたどってきました。そして大脳皮質より下の部分が、大脳皮質を調整するというか、担う大きな力になっていることがわかってきたんです。

大脳皮質じゃないところに潜む大きな能力

本能や情動を司る古い脳の部分が、ヒトの行動のほとんどを決定しているということが発見されたんですね。

そう言えば浅見さんに前野隆司さんの「脳はなぜ「心」を作ったのか―「私」の謎を解く受動意識仮説」（筑摩書房）をお勧めしましたけど、読まれましたか。

はい。読みました。面白かったです。先生と同じレベルで理解できているかどうかはわかりませんが。人間の脳みそでいうと、意識だけではなく無意識というもののほうに大きな力が秘められているんじゃないかという考え方ですね。第一章の表で、先生も行動の基礎にあるものとして身体や心と同様に無意識を上げていらっしゃいましたが。無意識が大きな力を持つというのは、脳科学的に新しい考え方ですか？

新しいですね。この本は五年前に出たものですが、近年になって、小脳とか大脳基底核とかそういう古い脳が実はすごい働きをしているんだということがだんだんわかってきたんです。そして人間らしい活動を行う際にも、皮質下の脳によって大きな影響を受けることがわかってきたんです。人の意識にのぼる脳活動はほんの少しだと考えられています。だから測れない能力に注目して見つけてあげることは、障がいのある子の生活を豊かに、生きやすくするんです。

　たとえば知能検査とかは意識して出す部分でしょう。あれは人間の能力のほんの一部分、基礎部分を測っているだけです。でも、僕が発達障がいをやっていてわかったのは、知能が低いといわれる重い子たちにも別の能力があるということです。直感や第六感や自然への感性や他者への思いやりや絵の才能や、そういう能力が長けているということです。

知的障がいのある子たちが持つ賢さに注目せよ

あ、そうそう。前野先生の本読んだときに思ったんですけど、意識の賢いニキさんはあんまり無意識は賢いほうではないんです。本人も自覚していますが。だから、自然にしているとわからないことが多くて、理屈が必要なんですね。理屈が入ると理解が早いんです。このことは以前にも二人で話したことがあります。知的障がいが重くても、ニキさんより無意識が賢い子いっぱいいるよね～とか。

そうなんです。知的障がいが重い子でも、無意識の賢い子はいます。「測定可能な能力が障がいされているから、逆にそうじゃないところが発達したのかな？」というイメ

ージを持つくらい、人の気持ちがわかったり、感じたり、そういう子たちとの出会いが僕も多かったですね。だから「脳ってうまくできてるな、大脳皮質のほうが苦手でも皮質下はしっかりしているんだな」とか考えたりしました。もちろん知的に高い発達障がいの人などは、その逆もあるんですけどね。

重度の知的障がいをお持ちのお子さん達が、本能的な能力を持っていらっしゃることは多いようですね。パニックというのは困った現象ですが、弱みの中に強みがあるという見方を採れば、それだけ自分の好き嫌いがはっきりわかるということだし。

神田橋先生がよく「気持ちいい」を大事にしなさいとおっしゃいますが、重度のお子さんはそれが上手な方が多いですね。たとえば効果を身体で感じると、言葉がなくても、春ウコンとかエビオスとか8の字回しとか、向こうから要求してきたりとかするそうです。漢方薬なんて苦いのに進んでのんだり。

そうです。脳を刺激する薬なども、副作用があり嫌な子はぺっぺっと吐き出しますが、効く子はどんどん自分からのみます。ちょうだいって。だからそうなったらもう効いているんだなと思います。

そしてかえって知的に高い人のほうが「気持ちいい」という感覚がわからないみたいなんです。どういう状態が気持ちいいかわからない、と。そしてもう一つ、自分の身体にずっと裏切られてきた経験があって、自分に悪いものを摂取してきた経験とかもあって、自分の身体に何がいいかわからないという状態が、知的に高い方の中にむしろ見られる気がするんです。

無意識と身体

このように「実は無意識の方により大きな脳の働きが秘められているんじゃないか？」っていう最近の脳科学の流れは、身体感覚にも当てはまります。

たとえば、人間は身体を動かしていますけど、実はほとんどが無意識にやっていますよね。そして、実は自分の外側の空間でさえ、無意識に自分の身体と見なしている。誰だって他人にあまり近寄られると、不快に感じるでしょう？

そうですね。

身体感覚でいうと皮膚から下が「自分」だというのが常識ですけど、自分の周囲の空間というのか、そこに入られると感知する「空間を認識している神経細胞」が頭頂葉の神経で確かめられます。また、人は自分が目をつぶって人が黙って近づいてくると、ある距離で人がいると察することができます。その距離は通常ですと3、4メートルはあるのですが、身体の一部を怪我したりすると、その側の距離が短くなったりします。「境界線」

が壊れるのですね。これは僕の体験なんですけど、右足を怪我したとき、左のほうは3、4メートルでわかりましたが、右は50センチに近づかれるまでわかりませんでした。

短くなるんですか!? 身体の一部が損傷されると、無意識にも影響が及ぶんですね。確かに言われてみると、身体の動きなんていうのはほとんど意識に上らないままこなしていますよね。まばたきとかもそうだし、内臓だって意図的に動かしているわけではありません。

しかも前野隆司さんの『受動意識仮説』では、意識的だと思われる脳の活動についても実は、無意識でやっている活動の末端部分を自分が認識しているだけだって説かれています。人間の行動は受身的であり、ほとんどが能動的ではないという仮説ですね。

これまで僕はそういう無意識の領域の能力を、予感・直感・六感・霊感なんていうちょっと怪しげなニュアンスもある素人的な言葉で表してきたんです。五感や体性感覚を超えた人間の感覚というものがたしかにあって、それが何からもたらされたのかは意識にのぼらないけれども、全体的な脳の働きに由来しているようだ、と。

柴山雅俊先生の「解離性障害——「うしろに誰かいる」の精神病理——」（筑摩書房）を読んで気がついたのですが、こういう通常の意識から離れたところからくる感覚や症状を精神医学は解離症状として説明しているのです。解離症状は健常な人にも意識されない状態で存在するので、それが病的であるかないかは程度の差かもしれません。困難に遭遇して意識の解離を自然に使って生活している人も多いと思います。
どうやら脳の情報処理のほとんどの部分は無意識で、膨大な情報を一瞬で処理することができるような仕組みが脳にはあり、その結果、「直感」や「第六感」や「勘」や「ひらめき」と言われる第三の特別な感覚がもたらされる。人は知らず知らずにこれを使って生きているはずです。でもそれは意識的な判断ではないので、「なんとなく」「どことなく」など無意識に感じるものなのでしょうが。

私は霊感のある人間では全然ありませんが、カンは妙にいいです。前野先生の本を読んで、私って無意識が賢いのかもしれない、と思いました。で、周りの人に無意識の説明をして、私って無意識が賢いと思わない？　と訊きまわってみたら「たしかにそうだ」と言われました。私は今まで、自分の何が賢いかさっぱりわからずに生きてきましたが、これを読んで、無意識がかなり賢いとわかりました。これは自分にとって大きな気づきで、先生にこの本を勧めていただいたおかげで自分のいいところに気づきました。今後は、無意識の賢さを私の財産として大切にして余生を過ごしたいと思います。

自分のいいところに気づくのは大事なんです。でも自分では気づけないから、やっぱり周囲の人たちが色々な方向から見て、探してあげることも必要なんですね。浅見さんの場合には、前野先生の本を読んだことで自分の中の強みに気づいたんですね。

はい。そして実は外から見るとあまりそうは見えないらしいんですが、私は実は受身の人なんですね。というか、自分で能動的に道を選ぶより自然に開けてくる道を歩んだほうがいいことがある、と体験してきたんで、意外と受身の人生なんです。でも、これでいいんだと確信できました。

著書「自閉っ子と未来への希望」を読んだ友人が私のことを「昔から仏教的な意味で他力本願な人だと思っていた」と言ってくれたんですが、当たっていると思います。

直感に従うとかそういうことですか？

そうですね。自分でじたばたするより、流れに乗っていたほうがうまくいく人です、私は。

それはやはり自分の脳の中にある無意識の活動が選んでいるんだと思うんですね。すでに持っていたか、どこかで取り入れた情報を脳が処理して、浅見さんの意識に向けて表現しているんだと思います。

最近の脳科学の本は、ほとんどが「無意識の脳」の重要性をしっかり議論しています。そして同時に、脳は鍛えられることも説かれるようになりました。ジョン・J・レイティ博士が「脳のはたらきがすべてわかる本」（角川書店）の中で「脳は訓練しだいで神経回路を補正するすばらしい力を持っている。高次の動作も習得後は脳の低次の部位に管轄が移り、大脳皮質は新しい技能を獲得するチャンスを手に入れる。使え、さらば救われん」と述べています。さらに、博士は「筋肉に脳を見立てるなら、訓練することで将来を変える力を養える。訓練によって健康で生気にあふれ生命力のある脳に鍛えることができる」と述べており、それが本当のところなのではないかと考えるようになりました。鍛えれば、それだけよくなる人が多いからです。よくならない人より、よくなる人のほうが多いのではないでしょうか。

よくならない人の方が少ない

私もそう思います。周囲を見ると、よくなっている人の方が多いです。でも不思議なことに、よくならない人ばかり目に留めて「やっぱり治らない」と確かめ合っている人もいます。その違いはどこかというと「未来への希望」を抱いているかどうかじゃないかと思って、著書を「自閉っ子と未来への希望」というタイトルにしたんです。

僕は非常に感動したんです。浅見さんのご著書に。あれを読むまではちょっと怖い人かと思っていたんですけどとてもいい人だということがわかって。

いい人ですよ。でも怖いのも本当だと思いますが。

でもその怖さが強さだとわかって。人間的に感動しました。本当の強さというか。

ありがとうございます。でも先生もそうですよ。穏やかな方に見えますが、同時に強いですよね。療育の場でも修行をいとわないし。

そうそう。自分も努力系の人間ですからね。

精神科医の方も様々で、とにかく傷つけないように傷つけないようにという指導をされて、お医者さんの目的が「二次障がいのないニート育成」なんじゃないかと思っちゃうような指導をされる先生もいらっしゃるみたいです。でも、その結果そのお子さんが社会に出られなくなっても、その先生が一生面倒見てくださるわけじゃないですからね。だから長沼先生のように、測れない能力に気づいて伸ばしてくださる先生が増えるといいなと思っています。

さて、今お話いただいたように長沼先生は無意識をもその子の能力として評価し、生きていく力にしようとなさっているわけですが、ではその無意識に働きかける治療みたいなことも考えていらっしゃるんですか？　無意識を豊かにするためには何ができますか？

無意識を豊かにするためにできること

無意識を豊かにするための手段？　それは、「プラス」を入れていくことです。いい情報を入れていくことです。ただ、そのためにはまず「マイナス」の記憶を外に出してあげないといけません。

マイナスの記憶？　たしかに二次障がいのたくさんある方はマイナスの記憶をたくさん持っていそうですね。とくに高機能の方に多いんでしょうが。

そうです。だから心理治療などの働きかけでそれを出していくんです。マイナスの記憶を外に出してプラスの記憶を導き出したり入れたりするというのは心理治療の原則なんです。ただし、出し入れの蓋をコントロールするのは本人なんです。自分の意思で蓋のコントロールをやれるところまで持っていくんです。

蓋というのはなんですか？

マイナスのものが勝手に浮き上がらないようにするための記憶の蓋です。たとえば幻聴が聞こえてきても、「今は忙しいからだめです、いらないです」と振り払う力ですね。そういうものが蓋となります。あるいは自分でこんなことやっている場合じゃないと切り替える力です。それがないと、苦しい、つらい、悲しい、にとらわれたままになってしまいます。

嫌なものを外に出したとき新たな記憶として入れるのはどういうものですか？　快い感覚ですか？　運動ですか？　何を入れたらいいんだろう？

心理治療でよくやるのは、まずは泣いたり怒ったりして言葉や声などで閉じ込めたおいたものをわーっと吐き出すことです。そしてそのままだといったん楽になっても（なったからこそ）次のネガティブなものがまたやってくるんですね。
だからそこにいいものを詰め込むんです。そしてそのいいものは、やっぱり三つの方向から入ってこないとだめなんです。

三つの方向とは？

気持ち、頭、身体ですね。この三方向から入れないと、プラスのものは根づきません。

たとえば？

たとえば襲われた時のイメージにとらわれてきたとするのなら、

1 相手に「ばかやろう」「やめてー」とイメージの中や実際に言ってみる。↓**「頭」からのアプローチ**

2 一発殴る、蹴る↓**「身体」からのアプローチ**

イメージや実際の生活の中でこれを表現してみるんです。こうやって脳をだますんです。

3 自分の気持ちや内臓感覚を感じてみる↓**「心」からのアプローチ**。あるいは痛みもあったけどそれによって成長できたのでは、と気づかせてみるとか。

それは先生が言ってあげているんですね？

自然に起きる場合もありますし、誘導して本人から出るようにする場合もあります。そこであなたができることありませんか、そのときはできなかったですけど今ならできますよね、みたいに。

はあ。

そうすると本人が気づくんですね。なーるほど、そんな方法やこんな方法もあったのかと。未完了なものを完結させる。それが心理治療です。

記憶を力にする

なるほど。じゃあそうやって悪いものを出していいものを入れていって、それでその繰り返しでいつしか無意識が力を持つんですか？

そう。記憶が書き換えられるんです。記憶はみんな一定しているものだと思っているし僕もそう思っていたけれど、記憶こそはどんどんどんどん書き換えられるものなんです。

そう思います。

記憶は中からでも外からでもどんどん書き換えられるんだって。

別に正しい必要ないですよね、記憶。

そうなんです。本当のことというと、一人一人が同じもの見ているようでも同じものを見ていないんですね。脳の中に作られるものは皆同じではないです。本当だと思って見たものは実は本当ではないかもしれないわけです。錯覚だったりね。

だから、感覚とか記憶とかは、調整していけるんです。なのにアスペルガー症候群の人は、これが怖いと思ったら頭で怖がっていて本当にはそれを体験していないことが多くて。

そうですよね。本当にそういうこと多いです。

本当に頭でっかちなんですよね、怖がり方も。

しょっちゅうそれを感じています。勝手に悪いことばかり起きると決めつけるなよ、と、脳内おばけが多いんです。なまはげ。脅かし様の脳内社会を持っているんです。そしてそこではすべての企業がブラック企業だったりして、世の中に出るのを怖がっているんです。

ところで、その脳内にある悪いものを出す心理治療って、先生は具体的にどのような方法を実践なさっているのですか？

ネガティブなものを出すための治療

そうですね、一つは催眠も含めて潜在意識に働きかける治療法ですね。催眠といっても、眠ってもらうわけではなく、むしろ意識を非常に研ぎ澄まして、集中した意識状態に置くということなんです。

催眠の深さもありますが、目の前の人と話していたらその声しか気にならない。イメージしたらそれしか気にならない、周りの雑音は聞こえていても全然気にならないのが催眠の状態です。だからこそ、目の前にいる人の言葉がぽんぽん入ってくるんですね。だけど眠っているわけじゃなくて、動いて目も開いて普通に会話しているんだけれども。普通の状態より意識が目の前の人や頭の中でイメージに集中しています。だから催眠下では色々なものが出やすいんです。

出やすいっていうのはたとえばトラウマとかですか？

そうですね。

何がつらかったかとか？

ＥＭＤＲもそうですけど、心に浮かんだものをどんどんしゃべってください、と言うんです。それがいいかどうか判断せずに、と。浮かんだことをそのまま言葉にしてください。出てくるのはイメージかもしれないし感覚かもしれないし動きかもしれない。とにかく出して止めて、深呼吸してもらって、じゃあ今度は何が出てきますか、と続けていくんです。すると、さっきの続きだったりまったく新しいものだったり。どんどんどんどん出していきます。

そうすると最初のうちはトラウマ、ネガティブなものが出るんですけど、やがてポジティブなものが出てきます。

たとえばどんな風にですか？

たとえば僕の場合、小学生のころ溺れかけたことがあって、それがトラウマになっていたんです。実際には助けに来てくれた人に抱きついて助かり、あー助かった、で終わっているんです。でもEMDRの中で自分の中から出てきたイメージは、ばたばたを止めたらすーっと身体が浮いて、海の上に浮いているみたいになって、あ、なんだ、ばたばたしなくても自分で浮くんだ、と思っているんです。それは事実ではないんですけど。でも、なんか、ああ自分で浮いて助かったんだっていう記憶と感覚が残るんですね。そういう記憶の書き換えが起こるんです。

じゃあ結局人間っておめでたいんじゃないですか？

そうですよ。そう思ってこちらはやるわけですよ。必ずいいものが出るんだって、そう思ってこっちはやるんです。

ああ、そうなんですか。私の無意識が賢いのは基本的におめでたい人だからかもしれない。

本当はそれは事実ではないかもしれないけど、本人がそう感じるならそれでいいんだっていうことです。でも中にはどうしてもネガティブなものしか出ない人もいるので、そういうときはひょっとしたらあなたの身体は軽いかもしれませんね、なんて口を挟むんですね。そうすると思いもしなかったことを言われてイメージがそっちのほうにグーっと引っ張られたりするんですね。その辺はちょっとテクニックが必要ですが。

傷つき体験のない医師にも治療は可能か？

ところで先生、基本的なことですが心理治療っていったいなんですか？　先生はどうやって心理治療の必要性に気づきその腕を磨かれてきたのでしょうか。

催眠治療で有名なミルトン・エリクソンの言葉ですが、心理治療とは、患者さんに足りないものを与えることではなく、患者さんが持っているものを矯正することでもないんです。患者さんが持っていることもわからず、持っていることに気づいてもいないものを、どうやって気がつかせ使えるものにしていくかなんですね。

本当にこれまで先生がおっしゃってきたことそのものですね。でも、精神医療の素人で患者経験のない私にしてみると、催眠療法とか一瞬警戒します。たとえば患者さんのお身内とかでも、警戒心持ったりする方いないんですかね？

「ことば以前」に没頭している人、「ことば以前」が豊かな人、「ことば以前」を大切にしている人はことばにすることが苦手であったり、ためらいがあったり、ことばが不可解であったりするんですね。浅見さんのような言語優位な人には想像が難しいかもしれないけど。でもそんな人たちも、催眠の状態では流暢に気持ちが出せたりもするんです。それが治療につながるので。

ああ、なるほど。そういうことなのですね。

僕が心理治療について真剣に取り組み始めたのは、発達障がい児者の心の問題を考えている時に、この分野でのオピニオン・リーダーである杉山登志郎先生の文章（発達：2008・10）に出会ったことがきっかけなんです。

「遺伝子によって蓄えられた情報は、環境によって発現の仕方が異なる」「発達障害の適応を不良にするものは情緒的な問題であり、それを引き起こすのは心理的な外傷体験（トラウマ）である」「発達障害臨床において、成長の途中で蓄えられてしまったトラウマの治療を積極的に行っていく必要がある」と書かれていたんです。

これを読んで、なるほど確かにそうだと腑に落ちたものですから、それ以来、トラウマ治療について積極的に学び始めたんですね。そう決心すると不思議なくらいチャンスが次々と訪れて、「認知行動療法」「ＥＭＤＲ（眼球運動による記憶の脱感作と再処理）」「ＳＥ（ソマティック・イクスペリエンス）」「臨床催眠療法（ヒプノティック・セラピー）」「催眠療法（ヒプノ・セラピー）」などを学ぶことができたんです。

感覚統合療法の資格をお取りになったと伺ったときもびっくりしましたが、本当に色々学ばれたのですね。

僕の生来の遺伝的気質でもあり、たぶんに発達障がい特性でもあるＡＤ／ＨＤやアルペルガー症候群の気質に火がついたんですね。学んだことを積極的に臨床の場で実践してきました。なんとか実践的な腕を磨こうと思って。

その結果わかったのは、何事も初めは教えられたことを教えられた通りに実践してみることが大切だということです。そうすると、それぞれの技法の予想もしない効果や失敗に何度も驚かされることになるんです。技法の違いがあってもトラウマ治療に共通する技術やマインドがあることにも気がつくようになりました。ある程度実践して自信が持てるようになるまでは試行錯誤の連続でした。

医師は教科書からの知識以上に患者さんの病気や人間から学ぶことができるすばらしい仕事なんです。患者さんの病気を診立て治療する際に、実は患者さんから教科書には書かれていないさまざまなことを教えてもらい気づかせてもらい成長させてもらっているんです。

自分があることについてもっと知りたい学びたい出会いたいと思っていると、それに関連した患者さんたちとの不思議な出会いがあり、その患者さんとの治療関係のなかで、今の自分をより高めていくことができるんです。時には、どちらが治しどちらが治されているのか、どちらが教えどちらが教えられているのか、わからなくなったりします。

仕事って基本的にわらしべ長者みたいだな、と思います。受身でいるといいご縁がたくさんきたり。もちろん、いやな思いもいっぱいしてきましたが、それがまた本作りに活かせたりします。

そうですね。浅見さんも自閉症の本を出していて、色々なつらい目にあったようですね。人間には、そういうときもあるんですよ。

でも、トラウマというのは誰の心にも必ずあるものです。そして、人間の心というのは奥が深いんですよね。日常は忘れていたり、なかなか思い出せなかったり、自分では思い出せもしないトラウマがいっぱい潜んでいるんです。

それでも、抱えているトラウマは様々ですよね。人によって、抱えているトラウマは違いますよね。なのにお医者様は、自分の経験のないようなことをトラウマとして抱えている患者さんでも癒せるのでしょうか？

たとえば虐待を受けずに育った治療者はたくさんいますよね。虐待を受けた人の治療を真にできる人は虐待の経験を乗り越えてきた人だといわれますが、たとえ同じ体験がなかったとしても、人間には想像力も共感力もあり無意識の記憶も持っているので、同じような体験を思い起こして再体験できたりするものなんです。

そして、心理治療を学ぶ中で、それぞれの技法を通じて講師の先生方より自分のトラウマの治療を受ける機会に恵まれ、その癒しも経験できるんですね。そうやってトラウマやトラウマ治療に対しての感受性を磨いていくんです。心理治療には興味や素質や能力も必要だけれども、それ以上に練習や経験がものをいう世界なんです。

どの世界も同じなんですね。

トラウマ治療

無意識を豊かにするためには、まず心の中にあるマイナスのものを出すのが大事だということはわかりました。それではここで、先生が精神科医として行っていらっしゃるトラウマ治療についてどんなものがあるか具体的にご説明いただけますか？

ＳＥ（ソマティック・イクスペリエンス）」療法（編注：米国のピーター・リヴァイン博士が

開発した、身体をベースにした非暴力的で自然なトラウマ療法）では、トラウマとは「ストレスに対し自然に起こる生体防衛反応が未完了のまま生体に留まっているもの」と考えます。そしてそれを身体の感覚や運動で出させて完了させるとトラウマが解放されるというわけです。

ヒプノセラピー（催眠療法の一種）では、潜在意識や無意識のなかに溜まっている記憶や情動を道徳的な価値判断することなく出させることで心のゴミが捨てられるとしています。

ＥＭＤＲ（眼球運動による記憶の脱感作と再処理）では、トラウマ体験をあたかもＶＴＲのように再生して現在の意識から見つめながら、左右交互の眼球運動（他の感覚刺激でもよい）によって脳のある部分の活性を変化させ、ネガティブな記憶のネットワークをポジティブなものへと再処理させ定着させていくんです。

ふーん。ＥＭＤＲってよく聞きますが、話聞いているだけじゃわかんないですよね。なんで眼球を動かすとトラウマがとけていくのか。

レム睡眠で夢を見るときに目がきゅきゅきゅって左右に動くんです。あれと同じ動きをすることで無意識の記憶を出させるというか。脳が自然にやることをこっちから操作してやるみたいなことなんですけど。たとえば寝る前に悪夢を見る人たちにいい夢をイメージさせて眼球運動をやるんですね。それだけで夢がポジティブになるんですよ。

私、いい夢見ようと思うと見れますよ。今日はいい夢にしよう、と決心するといい夢見られます。

寝る時にそうやるのが大事なんですね。寝るときに心身がマイナスだとマイナスの夢を見やすいんです。

ともかく、今言ったような心理治療に共通するのは、過去のトラウマによって生み出され潜在意識のなかに溜まっている怒り、悲しみ、苦しみなどのマイナスの情動や反応を、感覚、感情、イメージ、思考などを通じて意識にのぼらせ、それを再体験し、味わうことによりトラウマを解放することなんです。

そうやってマイナスのものを追い出していくのか。本物のつらい体験の記憶と、そして脳内で勝手に描いているマイナスと。

そうです。催眠によって記憶の再生は意識的に行うよりも増えますけど、出てくる記憶が真実の場合もあれば虚偽のものもあり、催眠中に思い出したことは絶対的な真実とはかぎらないんですね。記憶とはその時の感覚・動作・感情・思考などばかりでなく、イメージしたことや思い込んだことさえ事実として残るからです。

真実かどうかということが大切なのではなく、その時こう感じた、思った、行ったという患者さんにとっての物語性（ナラティブ）が重要で、それを再体験し味わったあとに真実が見えてきたり、セラピストの間接暗示でその認知の歪みや偏りに気がついたりするところに治療的意味が生まれるんですね。

とにかくまずは溜まっているマイナスの情動やネガティブな思考を出してあげて、それからプラスでポジティブな情動や思考を意識に上らせて蓋をして終わるのが心理治療の原則です。こうやって無意識を豊かにしていきます。

わかりました。これまでのお話をまとめると、無意識を豊かにするためにはまずマイナスを出して、それからプラスを入れる。先生はそのための一手段として心理治療を用いる、ということですね。そして心理治療にも色々な種類がある、と。

ただ心理治療はなかなか施してくれる医療者が近くにいなかったりする方もいらっしゃるかもしれませんし、敷居が高いかもしれません。自分で自分の無意識に働きかけて豊かにする、なんていうことは無理なのでしょうか？

自分で自分の無意識を豊かにするには

だったらさっきもお話したこの本を読むといいですよ。

「のうだま　やる気の秘密」（上大岡トメ、池谷裕二著　幻冬舎）ですか。

はい。ここに淡蒼球なんていう珍しい組織が登場します。ずいぶん奥のほう、大脳基底核の一部にある組織です。多くの人はまだ知りませんけど、ここは無意識の脳なんです。

自分の意識で動かせないこの神経組織を動かすのに、池谷裕二先生は四つのスイッチがあると書いています。池谷先生は記憶の研究者として有名ですが、とにかくこの理論は要するに脳をだましなさいということです。そのためには、先に身体を動かすこと。たとえば、勉強したくなくてもまず机に座れ、と。座っているうちに漫画が読みたくなり、やがて勉強したくなるのだと。

身体からのアプローチって近道ですよね。だから花風社としても力を入れてきたんですけど。

本当にそう、近道だと思います。身体を使った行動というのは。それに、人間は行動することによって頭をちゃんと使っているんです。

この本の中では、この淡蒼球という無意識に働きかけるための四つのスイッチが紹介されています。

1　身体を動かす。
2　いつもと違うことをする。
3　ごほうびを与える。
4　なりきる。

の四つです。

いつもと違うことをする、なんていうのは海馬を刺激するんですね。海馬は新しいもの好きだそうです。脳は馴化というなれが起きやすいんですけど、馴化を防ぐためには新しい刺激が必要です。

それと、今神経科学が、脳は「外から取り入れた情報」だけじゃなくて「内部に蓄えられている情報」を使っても色々なことができますよと明らかにしてきているんです。だから「なりきり」というイメージトレーニングがとても効果的だったりします。でもただ単純にイメージするのではなく、ここに感情や感覚や動きを入れないといけないんです。単にウルトラマンをイメージしなさい、なりなさいじゃなく、本当に武器を持って戦っているようにイメージすると、自分がウルトラマンになったかのような効果が得られるというのです。とても面白いですよ。

この本では、無意識を動かすのに行動やイメージから働きかけるという方法を提唱しているので、ご興味のある方はぜひお読みになるといいと思います。心の治療といっても、心だけじゃなく、身体やイメージを動かすことも重要なのがよくわかると思います。状態を良くするには、脳・心・身体、三方向への働きかけが大事なんです。


心理治療とかは、先生たちのところまで出かけなきゃいけなかったりするけど、こういうのは自分でできて取り掛かりやすいですね。

そう。それに脳が身体を動かしているんだけど、逆に身体が脳を動かすという面もあると、常に覚えておくといいですね。

なるほど。

大脳皮質だけ見ていても発達の問題はわからない

ところで先生が打ち合わせのとき、神経内科にいたときは脳の局所症状しか見ていなかったみたいなことをおっしゃっていましたが……。

そうなんです。神経内科時代は、脳や脊髄や末梢神経や筋肉などの機能局在を系統的に勉強しました。血管障がいや変性疾患や脱髄性疾患や末梢神経筋疾患などのことを主にやっていたんです。

　そして小児精神科に移ったら発達障がいを勉強することになったんですけど、そうすると局所の病変の見つからない脳の全体的な凸凹を相手にすることになったんです。発達障がいは脳全体の機能とその発達的変化を考えないととらえることができなかったので、当然、脳のさまざまな機能とその発達のことを勉強することになりました。

そういう研究は発達障がいの先生たちがわりとみんなやっていらっしゃるんでしょうか？　エンドユーザーにはそういう声が聞こえてこないんですが。

うーん、どうなのでしょうかね。神経学を学ぶか感覚統合理論を学ぶかしないと発達障がいにおける微細な神経学的サインに目が向かないかもしれませんね。聴覚言語系や視覚運動系の問題は理解できても、触覚系や前庭固有感覚系の問題には気がつかないかもしれません。

最近は認知にかかわる皮質下や小脳や意識と無意識の関連や白質の機能が重要らしいことなどずいぶんわかってきています。ただそれが発達障がいの治療とどれくらい結びついているかというと、これからかもしれませんね。

人間の脳と身体は密接に結びついていて、脳は無意識的に身体を動かすと同時に身体が無意識的に脳を動かしています。脳の無意識と身体の無意識が結びついている、そういうイメージをもって治療に当たっています。

そういう見方をしてくれるお医者様が増えるといいと心から思います。だって当事者の方たちは神経や体感の面で色々不具合を抱えていますからね。

小脳と運動機能、想像力

ところで、体感と言えば、ニキさんも身体感覚が弱いですよね。心理治療をやっていても、どうしても頭で考えるタイプの方に出会うことがありますが。

体感の入力が弱いせいで発達しなかった部分があると自分で言ってます。またそういうのに自分で気づくのもすごいと思うし、人一倍の脳みそのお勉強の成果で気づいたんだと思いますが。ていうか、私はニキさんのすがすがしい名言の一つにこれがあると思うんです。

「自分の想像は当てにならない」

すごい割り切り方なんですけど、たしかにこれを自覚しているととんでもない不安を脳みそが抱いてしまったとき自分で自分に突っ込み入れたり、便利なんですよ。そして藤家寛子さんは「ニキさんから学んだ最大のもの。それは自分の想像は当てにならない、ということです」と言っているんです。

神田橋先生は、発達障がいと小脳の関係について注目されていましたね。あれを読んで僕は、やっぱり、と思ったんです。

小脳と言えば運動制御とかそういうことをやると従来考えられてきましたよね。

僕たちが学生時代に習ったのは、小脳はバランスや運動の微細なコントロールのための器官であるということでした。だから小脳がやられるとバランスや微細な運動ができなくなると習ったんですけど、その後、小脳が大脳の様々な高次機能と関連しているという研究がたくさん出てきたんです。

　小脳も大脳と同じく、発生学的には古小脳といわれる前庭小脳、旧小脳といわれる脊髄小脳、新小脳といわれる小脳の三つの層に別れていて、新小脳は生後二歳頃までに一気に大人並みの脳の大きさに膨らみます。

　小脳には大脳の神経細部よりはるかに多くの神経細胞があり、大脳の神経細胞が１４０億個ほどなのに対して小脳の神経細胞は１０００億個ほどもあります。また、大脳の大型神経細胞は１０００個くらいのシナプスを持ちますが、小脳のプルキンエ細胞はなんと数十万個ものシナプスを持っているというんです。なぜ小脳にこのようにたくさんの神経細胞とシナプスがあるかというと、それは小脳が「内部モデル」を持つためだと考えられます。

内部モデル？　なんですか？　それ。

内部モデルというのは、外の世界や物を脳の内部に写し取った、脳の中に作り上げたシミュレーター（模擬装置）のようなものと考えられています。

人の高次脳機能にも小脳内部モデルが深くかかわっていることが１９９０年代後半にわかり、その後、道具の使用、コミュニケーション、心の理論、抽象的な思考などに使われているという理論やデータがたくさん出されました。

これは、遺伝的にはじめから存在するのではなく練習や学習によって獲得されると考えられています。最初はぎくしゃくした動きですが、練習するうちに非常に滑らかな動きが実現するのです。

小脳の神経機能については世界をリードする研究が日本でなされ、小脳にある数種類の神経細胞の伝達機能などが生理学的に解明されました。そういう研究を基に、川人光男さんという研究者が、小脳の働きの計算理論を考え、小脳内部モデル理論を提唱しました。その後、川人さんは計算論的神経科学という新たな研究分野を開き、多重内部モデル仮説を提唱しています。

　計算論ですか⁉

　はい。脳の研究方法は今変わってきています。従来は、脳機能を限られた神経細胞の活動で説明しようとしたり、性格や個性を特定の遺伝子の働きで説明しようとしたりする要素還元論的な方法が使われてきました。でもそこから、脳全体の入力と出力データを測定し計算式を導きだす構成論的な方法に移ってきています。このあたりは「脳の情報を読み解く　ＢＭＩが開く未来」（川人光男著　朝日新聞出版）を読めばわかりますけど、川人さ

んたちは、「見まね学習」「強化学習」「小脳内部モデル」の三つの原理を用いて、人間の脳の機能を持った人型ロボットを開発したんです。

人間の脳の機能を持ったロボット？　それって何をするんですか？

剣玉、ダンス、ドラム、テニスのスイングなど30種類以上の課題ができる人型ロボットを次々と開発したんです。

もともと川人光男さんは人の感覚運動系をロボットに真似させようという研究をしていらしたんですね。たとえばあるものを取るときに腕を対象物に近づける。そのときにどうやったらスムーズに行くようになるのか、というような研究を。そうするとそこに小脳機能もかかわっているんだということがだんだんわかってきて、そのメカニズムを数学理論にして、その理論を基にロボットを作って動かしてみた、ということらしいです。そうすると実際に人間に非常に似た学習をするロボットができたというわけです。

ははあ。

すごい研究なんです。今では世界中でこの小脳内部モデル理論が評価され信頼されるようになっているようです。

前に新聞で、ロボットに固有受容覚を持たせるという研究が進んでいるという記事を読んで、岩永先生にお送りしたことがありますが。なんか発達障がいの治療とロボットの研究が結びつく日がもうすぐそこまで来ているんですね。まさか脳の活動が計算論になっているとは思いませんでした。

それでその結果、小脳にはどういう役目があることがわかったんですか？

簡単にいうと、小脳の中には大脳皮質が行うプログラムの裏返しのプログラムがあるということなんです。

人間のような生体の場合、機械に比べるとかなり信号の伝達が遅いので、速い運動をするには感覚のフィードバックを待っているだけでは間に合いません。前もって運動の結果を予測して指令を出す働き、いわばフィードフォワードとでも言うべき予測活動が必要となります。これを川人先生は逆モデルと呼んでいます。

逆モデルっていうことは、その前に順モデルと呼べるものがあるわけですか？

はい。たとえていえば、順モデルというのは、ボールを投げてあそこにいくにはどういう力でどういうスピードで投げたらいいかを以前に自分が行った結果のコピーを参照し調整するモデルです。出す力を出す側にいて感覚的に調整する予測モデルなんです。逆モデルはその反対で、力を受け取る側にいて「あ、これくらいの力なんだな」と計算して自分の動きを調整する予測モデルです。

じゃあ、逆モデルって、ニキさんが言う逆行想像力っていうやつじゃないですかね。ニキさんは順行想像力と逆行想像力っていう言葉を使っていますが。

順行逆行想像力

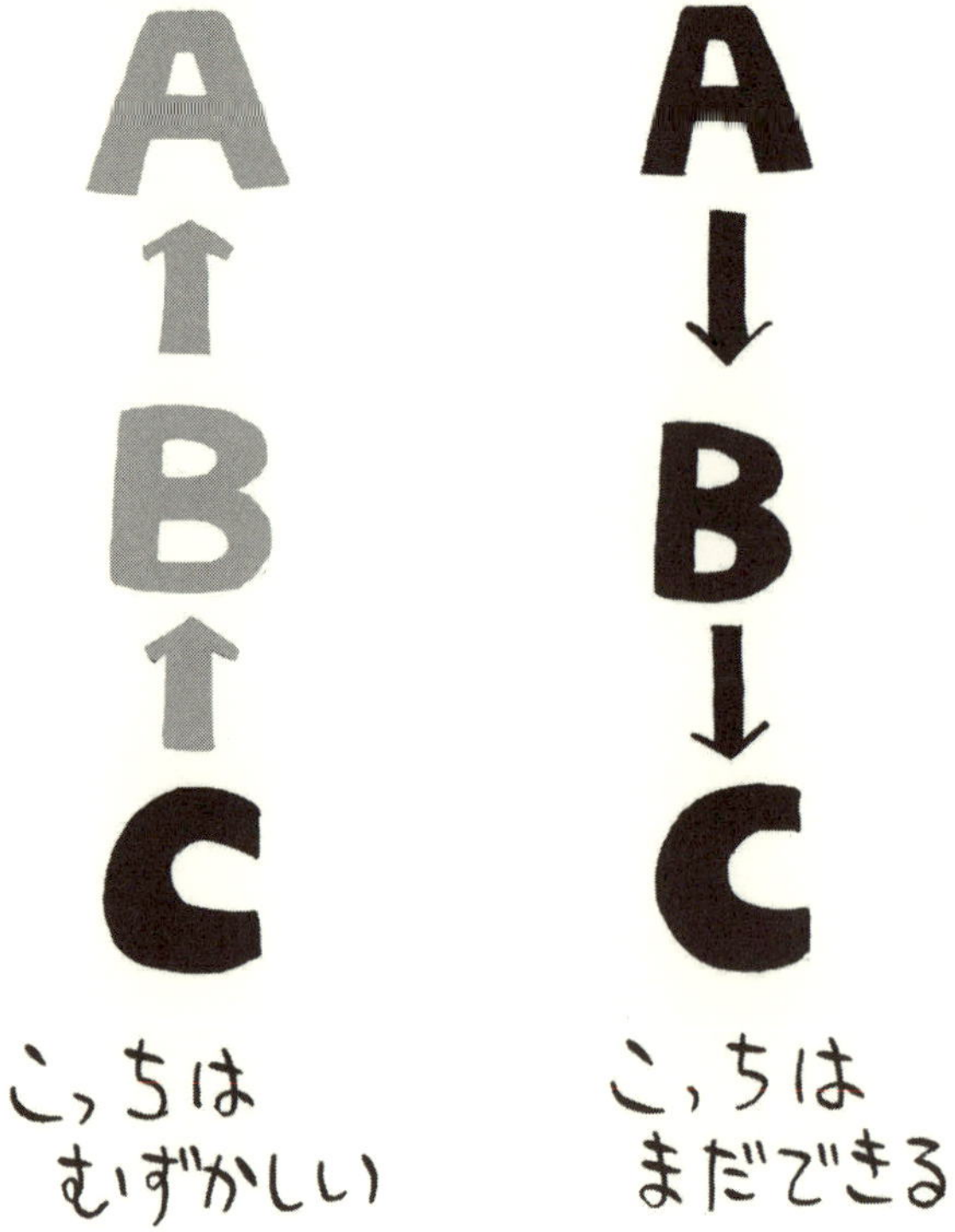
A
B
C
こっちは
むずかしい
A
B
C
こっちは
まだできる

ああ、確かにニキさんはそう言っていましたね。

はい。想像力には順行と逆行があって、逆行がとりわけ苦手だと書いていました。

なるほどね。

この結果こうなる、はまだわかりやすいんだけど、こうなったっていうことはどうだったか、がわかりにくい、と。

それはまさに小脳の機能ですよね。そして小脳がちゃんと小脳らしい機能を果たすためには内部に出力するための予測モデルが必要だということなんです。

運動を覚えるときには、自分で身体を動かし、思い通りにいったかどうか感覚のフィードバックを受けて誤差を調節しながら学習していますね。でも神経伝達が遅いから、学習のスピードが遅れるでしょう？　スピード重視で学習するためにはまず、自分の中に経験の結果得られた予測データがなければならないということなんですよ。

そらそうですね。

そしてその予測データが小脳に保存されているということなんです。しかも、いろんな状況ごとに多重に。この膨大な予測データが状況に合わせて選択可能な状態で用意されているというのが多重内部モデルなんです。

そしてこの予測データを用意するためにはさまざまな感覚、中でも身体感覚である固有感覚のフィードバックが必要なんです。

固有受容覚の認識が弱い人にはその分バリアが高くなりますね。予測能力を培うのは。

ここで、固有受容覚と前庭覚のおさらいをしておきましょう。たぶんこのマンガが日本一わかりやすいと思います。

自閉っ子のフシギな身体感覚を理解するキーワード1

固有受容覚（こゆうじゅようかく）とは…

関節の曲げ伸ばしや
筋肉の動きを脳に伝える感覚です

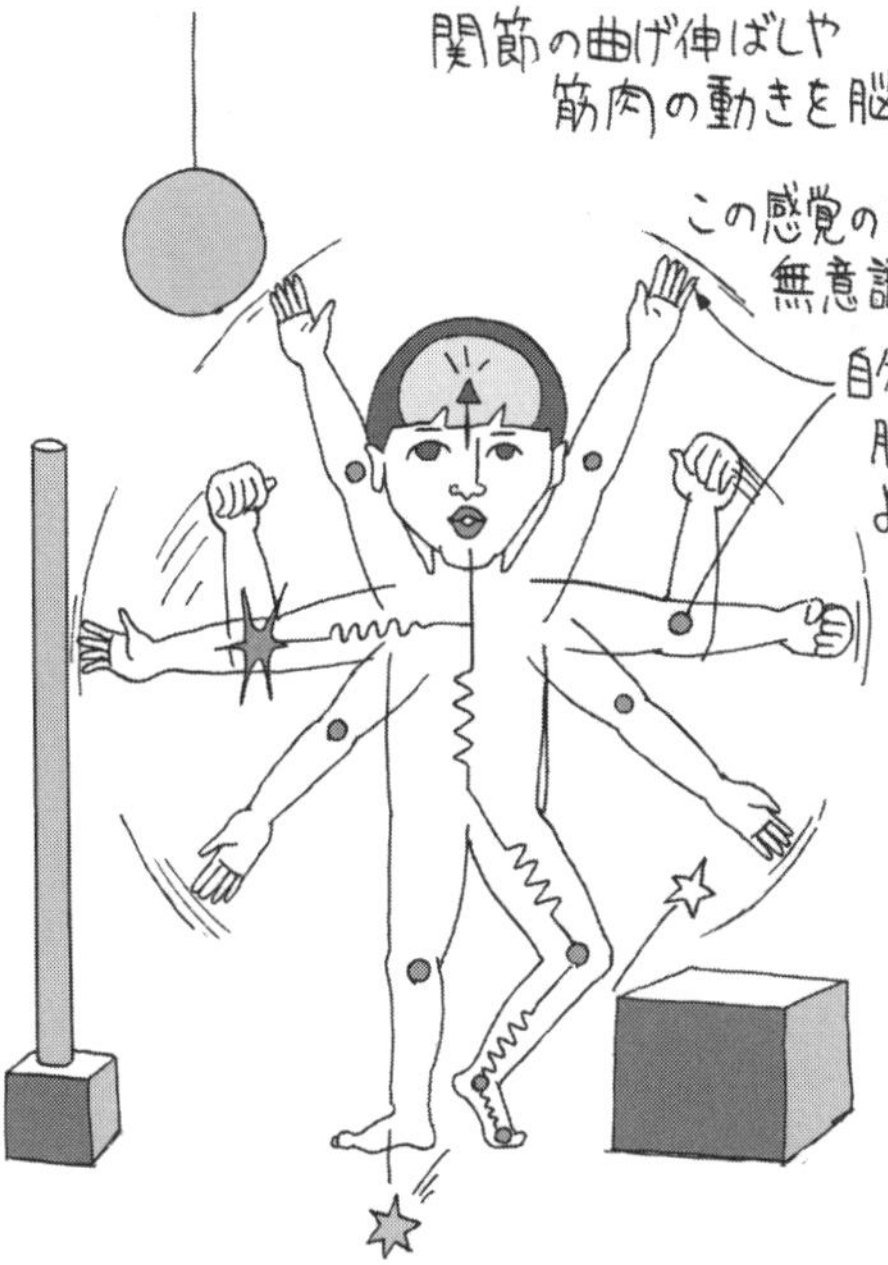

この感覚のおかげで
無意識のうちに

自分の指先から足の裏
膝や肘など…
よーするに身体全部の
位置が どこに
あるのか わかります

固有受容覚の
認識が弱いと
障害物との
距離感がつかめず
ぶつかってケガを
することもあります

人の間に入るのも
コワくなったりもします

“コタツに入ると
足はなくなる”
というのは
この「固有受容覚」が
よくつかめない
からなのですな～

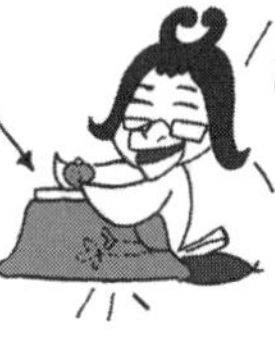

自閉っ子のフシギな身体感覚を理解するキーワード2

前庭覚（ぜんていかく）とは…

体をまっすぐに
保ってくれる感覚です

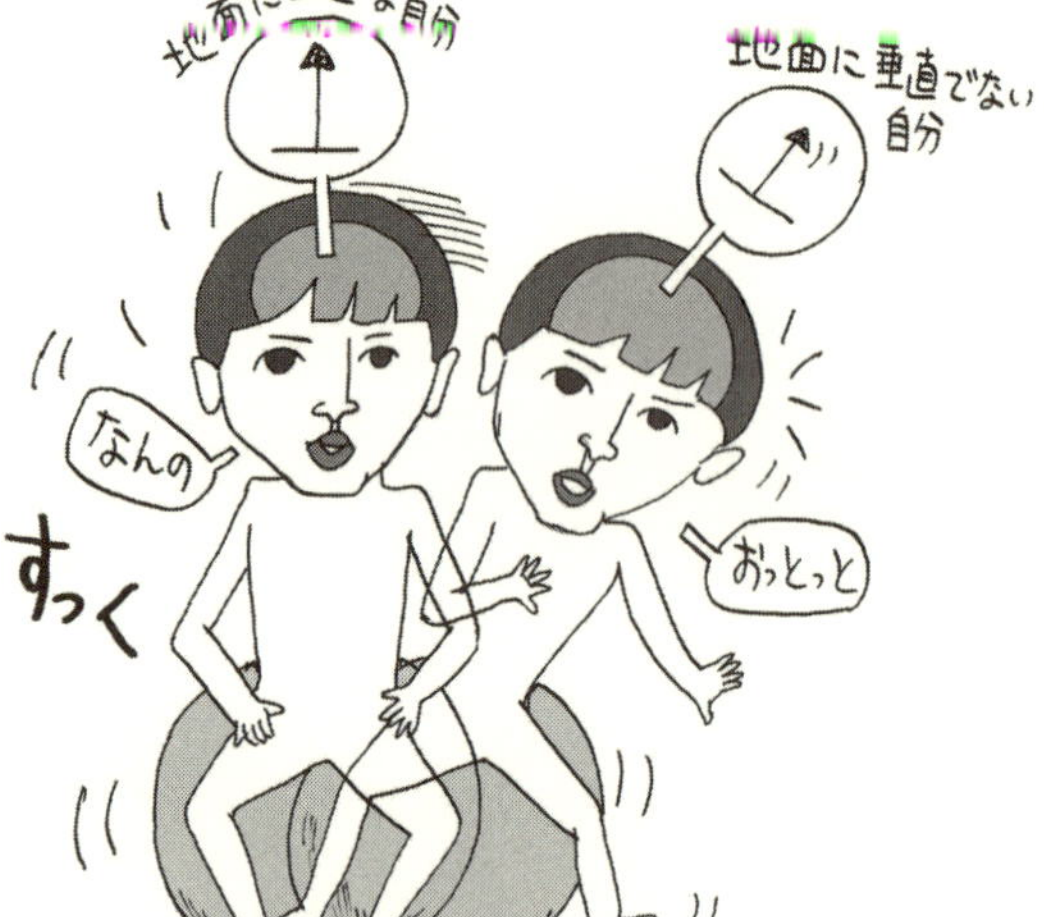

地面に垂直な自分
地面に垂直でない自分
なんの
すっく
おっとっと

ニキマウスの幼少時代ー
授業中 熱心に聞いてると
なぜか 椅子から
ズリ落ちたものだが
それは この「前庭覚」が
弱いからなのですな〜

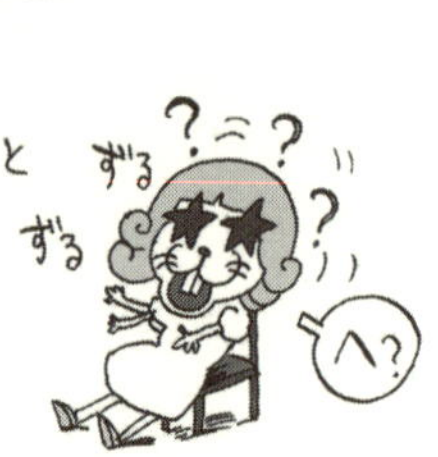

ずる
ずる
へ？

そう、さまざまな感覚や運動を使った試行錯誤の経験を通じて小脳は、次第に、こういうためにはこういう動きをしなければいけないという学習をしていくんですね。人間は対象物を視覚や聴覚などの外部感覚だけで認識しているわけではなく、触覚や前庭固有感覚や感情に伴った内臓感覚という身体感覚を使っても確認していますよね。そうやって予測の力、想像力を鍛えていくんです。

情報を拾ってくるのは、頭だけじゃないですものね。体性感覚も、外からの情報を拾いますもんね。

　私は実は、発達障がいの人が「蛇口で突き指する」とか「車のドアノブを一回でつかめない」という現象に何度か立ち会ったことがあって「ああ、どれくらい手を伸ばせばきちんと指先が目的地にたどりつくか一回ではわからないんだな」と思っていました。それも、見知らぬ場所で失敗することが多いそうです。きっと、内部モデルが弱いから、応用が利かないんですね。慣れた場所だと別の戦略を使っているんでしょうね。内部モデルが弱いから、毎回毎回新たに学習しないといけないんだ。

現実的な想像力というのは、感情と理解と身体の感覚をぴったりとくっつけて、予測にもとづいて出力し、フィードバックされた感覚との誤差を計算することによって養われていくんです。学習の前にどの程度正確な予測モデルを持っているかどうかで、学習がスムーズにできるかどうかが違ってきます。そしてこれによって世界の中での自分がどの程度うまくやれるのかという身体感覚に基づいた自己有能感が養われていくんです。

そして空間に関しての予測力は、もっと抽象的な社会での予測力にもつながるのでしょうね。統計を取ったわけではありませんが、私は体性感覚にあまり気を払わない人と想像力にバグがある人はかなり重なっている印象を持っています。今後、小脳の働きがもっともっとわかってきて、小脳を発達させる方法もわかってくれば、なんとなく私たちが感じている「身体を動かすことによって発達障がいの困難さが軽減されていく」というのが証明されてくるかもしれないな、と感じました。

「発達障害は治りますか？」を作ったとき感覚統合検査で紙の上に書かれたかたちをいかに正確に早くなぞるかの検査場面を全員で見たんですが、そのとき神田橋先生がこうおっしゃったのが心に残っているんです。

このなぞる能力というのは、人の言葉を頭の中でなぞる能力などにも発展するでしょうね。人の言葉を思い出して考える能力というのは、こういう能力の上に育っていくんだな。

この神田橋先生の言葉が、今すとんと降ってきました。

小脳の機能とその発達のさせ方がもっともっと解明される日が来ることを願っています。

そして身体面での学習と想像力がもしかしたら関係がありそうなこと、身体面に働きかけることで多くの人が認知・学習面でも効果を感じていることは、忘れないでおこうと思います。

想像力を高めるためにはどうすればいいのか

ところで、では想像力というものは、鍛えられる望みがあるわけですよね。そのためにはどうすればいいんでしょうか？　ニキさんはあのまま生きていくつもりなのでいいんですが、まだこれから仕事を探さなければいけないお子さんとか。これからちょっとでも想像力、予測能力を高めたい人たちは。

僕がアスペルガー症候群の方々に感じるのは、思考や感情や行動はそれぞれがいいのに、その統合が悪いということです。それは思春期にもよく起こるのですが、前頭葉機能の再編成のため思考、感情、行動がいったんバラバラになるためらしいんです。アスペルガー症候群の人たちは言ってることと感じていることと行っていることとがバラバラなんですよね。感じていることと言うことが別だったり、言ったことと別のことをやっているとか、そういうことがあるんです。

そしてもうひとつアスペルガー症候群の人に感じるのは、頭ではわかっていて言っているんだけど、それが本当の気持ちとつながっていない。「わかる」には「頭でわかる」「気持ちでわかる」そして「身に染みてわかる」とその三つの段階があるんですけど、それがつながっていないんですね。そうすると、周りから見ていると、言ったじゃない、でも本気ではない、とちぐはぐに見えてしまいます。心と脳と身体、感情と理解と身体の感覚がくっつかないと、まとまりのない言動になるんでしょうね。

そういうのって本人もつらいでしょうね。どうやったら統合していけるんでしょうか。外から見ると、自我が定まっていない状態に見えます。

やはりここでも身体感覚や内臓感覚は大切です。それらの入力は、当然、自我状態にもかかわってくるのです。右の頭頂葉は自分の身体感覚を使って他者をイメージする機能を持っていますから、ここの機能が弱いとこれとは逆に、外からの情報で自我を作る傾向が強くなり、身体感覚が弱く環境に影響されやすい自我の弱い状態が出来上がります。

そうですね。そういう状態になってる人っていっぱいいますよね。

重度の解離性障がいの人などは、右の頭頂葉の特定の部位が弱かったりするようです。だから身体感覚を高めるということは自我の形成にも想像力の発達にも重要なはずです。

すごく納得しました。意識して身体の感覚を味わい、身体の声を無視しないことが大事ですね。

得意な学習方法を脳みそから探る

小脳や頭頂葉の機能についてわかっていただいたところで、計算神経科学者である銅谷賢治さんの学習理論について説明しましょう。「臨時別冊・数理科学2007年12月」『計算神経科学への招待~脳の学習機構の理解を目指して~　銅谷賢治（沖縄科学技術大学院大学）著』に詳しいです。

また計算神経科学ですね。

はい。学習機能っていうのは柔軟なんです。伸びるんですよ。これは浅見さんも実感されていますよね？　多くの方々の成長を見守ってきたでしょうし。

そうですね。

脳の情報システムの中にある学習の枠組みは、主としてシナプスの可塑性によって実現されていると考えられています。それには三つあるんです。

1　大脳皮質系学習

2　小脳系学習

3　大脳基底核系学習

です。

大脳皮質系学習っていうのはなんとなくわかります。ニキさんが得意なやつですね。どんどんお勉強していくような学習法。

いいえ、ニキさんは正解を教えてくれる先生がいたり模範解答集があるという状況での学習、すなわち「教師あり学習」と呼ばれる小脳系学習の方が得意なのだと思います。正しい答えが教師から与えられ、実際の解答と正解との誤差をゼロにしていくような学習方法です。

　これに対し、外の世界での現象を見て、自分なりにいろいろ解釈・分類しながら学習する方法は「教師なし学習」と呼ばれ大脳皮質系学習です。教師から正解が与えられていない問題に、統計分析したりカテゴリー分類したりして答えを探っていく学習法です。

その場合の教師とは？

この場合の教師とは、入力に対する正しい出力、つまり課題に対する正答ということです。小脳は結果を予測し、その予測と実際の反応の誤差を測り、その誤差を小さくするように次の行動を決めるという学習方法を行います。予め正答を持つ教師がいるわけですから教師あり学習です。

脳が学習するという場面を考えると、正解を教えてくれる先生がいたり模範解答集があるという状況はむしろ稀にしかないように思えますよね。だからこそ小脳系学習タイプの人は「教師」が必要なのです。

たしかにそうですね。「教師」を求めてやまない人っています。私の生活場面では正解のない学習の方が多く求められていると思うのでちょっと不思議だったんですが。

では、大脳基底核系学習とはどのようなものですか。

これがこの本の始めのほうから何度も触れた「ドーパミン報酬システム」の強化学習です。実際に何かを行ってみて、それがどれくらい報われたかを評価するという試行錯誤を通じて長期的に有利な方向を選んでいくという学習の仕方です。

なるほど。それは子どもから大人まで自然にやっている学習方法ですね。褒められたらますます強化され、叱られたら不利な選択だと知る。そうやって経験を積み上げて選択が上手になっていくんですものね。

そうですね。報酬は学習課題に注意が向けられているかいないかに関係なく効果をもたらすようです。したがって、学習課題だけでなく、それに無関係なものでも、報酬により学習が強化されるというのです。たとえば、ＡＤ／ＨＤの子どもが、授業中先生の話を注意して聞く努力をしなくても、授業の後に楽しみが待っているという報酬があるだけで、話を少しは聞けるようになるということです。注意欠如障がいの人が効果的に学習するためには注意力だけにたよらず、報酬を使うと成果が上がりやすい理由はここにあります。

なるほど。注意欠如障がいの人は大脳皮質だけではなく大脳基底核を使う強化学習がよいということですね。

中田大地君なんかは報酬系の強化学習が強いんじゃないでしょうかね。

努力することを意識して努力できる子ですね、彼は。中田大地君の担任の栗林先生という方に「大地君はなんであんなにやる気のあるお子さんなんでしょう？　何が彼のやる気に火をつけているんでしょう？」と訊いたら「それは情報量でしょう」という答えが返ってきました。

おもしろい。好奇心が旺盛なんですね。

「自然にはできないことでも作戦を立ててやればできる」と小さいときから教えてもらっていますからね。苦手を完全に避けるという療育はされていないので。元々神経物質的に報酬系が弱いお子さんなら、そういう風に外部からの働きかけで「外付け報酬系」を作ることもできるわけですね。

それはともかく、人間の脳みそがそうやっていくつかの学習パターンを持っているのなら、当然人によって強いところと弱いところがあるでしょうし、学習方法の向き不向きや効果なども違うわけですね。

でもそう考えると、「行動療法か感覚統合か？」みたいな療育方法の家元争いみたいなのは本当にバカらしいですね。その人に合った学習方法がそれぞれ違うとすると。

そうですね。たとえば行動療法なんかは教師あり学習の小脳系学習と報酬系学習の大脳基底核系学習ですね。そして感覚統合は教師なし学習の大脳皮質系学習と報酬系学習の大脳基底核系学習ですね。

なるほど。だから、万人にぴったりの療育方法があるというのは幻想なんですね。

変なことを記憶している理由

ところで先生の講演を聴いていたら、記憶にも前頭葉系の記憶と海馬系の記憶があるとおっしゃっていましたが、それはどういう違いなのですか？

はい。記憶の種類と責任部位についてはいくつか知られています。

①　前頭前野外側部――ここが傷害されると、情報の一時的保持と操作に問題が生じるワーキングメモリ（作業記憶）の障がいが生じます。

②海馬を含めた側頭葉内側部――ここが傷害されると、エピソード（経験）と事実、概念、語彙などの知識の記憶の障がいを示す健忘症候群が生じます。

③前脳基底部のアセチルコリン神経系――ここが傷害されると、短期記憶は正常でありながら、短期記憶から長期記憶への移送や固定化、長期記憶からの検索・想起に問題が生じる前脳基底部健忘が生じます。

④視床背内側核と乳頭体――ここが傷害されると、アルコール依存症などでの栄養障がいなどに関連して起こるコルサコフ症候群が生じます。

⑤両側の側頭葉底部――ここが傷害されすると、事実、概念、語彙などの知識の記憶（意味記憶）の障がいが生じます。

はああ。記憶と一言で言っても、色々あるんですね。

海馬は短期の記憶装置であり、また記憶の中継基地でもあり、そこに入れたものを大脳皮質に寝ている間に移送するんですね。そしてそこからまた引っ張り出してきて、海馬に入れて記憶として再生するのですね。

発達障がいや外傷性脳損傷の人の場合、前脳基底部健忘が起きていることがあるようです。そうすると小さい時の記憶はいいのにその記憶に日付やタイトルがついていなかったりします。ニキ・リンコさんのように。

そうなんですか。そのわりに意味のないささいなことも覚えていたりしますよね。ラーメンひっくり返したおにいちゃんとかがトラウマなんですよね。わけがわからないです。自分のラーメンじゃないのに。

脳は意味をつけたり、イメージ化したり、情報を付け加えたり、カテゴリーにまとめたり、感情をくっつけたりなどして記憶する一方で、重要でない情報を排除して記憶量を少なくしています。しかし、最近の研究では、感度以下の視覚刺激に対しては、意識的な注意や知覚がなくても学習が起こることが知られてきました。意味のないささいなことも覚えてしまうのは、記憶量の制限ができづらく、そのぶん感度以下の情報を拾いやすいためかもしれませんね。

でも、人の脳って、そんないっぱい記憶できるものなんでしょうかね。

はい。自閉症者の映画「レインマン」の実在のモデルであるキム・ピークの場合は、インターネットなみの並外れた記憶力を持っていますが、その記憶はあらゆる方面に渡り、いろんな組合せで記憶を引き出せるようなんです。まさに驚異的な記憶の量ですよね。

そういう人もいるのか。容量が大きい上に検索機能がついている自閉症の人もいるんですね。

記憶するっていうとみんな「入れる」ことって思うかもしれないけど、実は記憶は「引っ張り出す」ことなんですね。普通は入っていても取り出せない、思い出せないだけなのかもしれませんね。

ああ、なるほど。そうですね。

無意識の中にみんな入っているので。またその引っ張り出すかどうか、出せるかどうかをコントロールしているのが海馬なんです。その働きが生まれもって弱い人が発達障がいの人のなかにはいるのでしょうね。

ああ、だから変なことを変なタイミングで思い出したりするんですね。それを「精神症状」と深読みして不要な精神病の薬とか出されないといいですね。それと、私たち一般人も「変な子」と即座に決め付けない習慣をつけなければいけないかもしれません。精神症状か記憶の特性なのか、考える習慣をつけたほうがいいかもしれません。

ワーキングメモリ（作業記憶）は増やせるか？

さて、記憶の話が出たところでおききします。学校とかの場面では脳の黒板的な機能であるワーキングメモリ（作業記憶）が学習上重要ですよね。そして先生にいつかお聞きしようと思っていたんですけど、ワーキングメモリって増やせるんですか？

子どもの知能の発達を知能検査で追いかけていったら、記憶力がどう変化するか面白いことに気がつきました。意味処理と記憶保持は、どちらが多ければその分もう片方が少ないというトレード・オフの関係にあるという法則あるんですが、これが確認できた子どもたちがいたんです。

出来事の意味づけができるようになれば単純記憶は落ちていくということですね。まあそのほうが社会で使い物になる力だったりする気はしますが。全体の容量としては変化していくんですか？

知能検査で、知能指数や知能パターンはさほど変わらなくても、年齢に従って素点は上がっていくように、数唱のような短期記憶の素点も年齢に伴って上がっていきます。

大人になってワーキングメモリは増やせますか？

大人は意味をつけたり、イメージ化したり、情報を付け加えたり、カテゴリーにまとめたり、感情をくっつけたりなど、さまざまな戦略を立てて記憶の容量を増やせるんですね。ある場面を写真のように覚えてしまうという写真記憶なんていう戦略もありますけどね。そうそう、もう一つは、感覚をくっつける戦略です。異なる感覚が勝手に結びついてしまう共感覚という現象があって、それを持つ人は経験の記憶がとてもよい人が多いんです。

どれもなんかとくっつけて覚えておくという戦略ですね。

そういうことです。記憶の戦略を変えていけばいいんです。僕も記憶が苦手なほうで、中でも顔とか名前とかなかなか覚えられないんです。そういうのはなかなか鍛えられないので、特徴をメモしたり似顔絵を書いたり写真をはったりしています。

じゃあ鍛えるっていうより得意な覚え方を見つけるというほうがいいのかな。

そうですね。この方法をLDの指導法ではバイパス法と言っています。苦手なら橋をかけてしまってバイパスしなさい、という意味です。

記憶するということはパソコンにまかせてもいいし、ワーキングメモリという頭の黒板を色々工夫して使えば、そこにS字フックをくっつけていくようなかたちにしても覚えられることが増えます。黒板の面積そのものは増えなくても。

板書が取れないのはなぜ?

よく学校で板書に苦労されているお子さんもいらっしゃいますが。

ワーキングメモリが小さいと板書がなかなかできないんですね。板書というのは、黒板を見てぱっと覚えたものをノートに写す行為なので、見て忘れちゃうと無理なんです。覚えているから書けるわけですからね。

そして、聴きながら書くメモの場合にはワーキングメモリが少ないからだとは限りません。聴くのと書くのが同時に処理できないと、やはり難しいですよね。同時処理が苦手なのかワーキングメモリが小さいのか、原因をよく見極めて初めて解決策が立てられます。

ああ、じゃあ、大地君なんかはワーキングメモリが少ないんですね。すぐ忘れちゃうんだそうです。だから先生たちに「忘れない工夫と忘れてもいい工夫を両方用意しておきなさい」と指導されているようです。

そして、忘れやすいからこそ忘れないように自分で記録した修行のメモが本になったんです。教えてもらったことを忘れないように書いておく。それが他の人の役に立つと思ったから、私が本にしたんです。

彼の場合板書にまつわる難しさの原因はワーキングメモリにありますが、スマートフォンの使用を許可されているので黒板をそれで撮影しておうちに帰ってからノートに書いたりしているようです。

でも同じように板書がとれなくても同時処理の苦手さが原因になっているお子さんたちもいるんですね。

そう。前頭葉のワーキングメモリが弱いというところに原因があるかもしれませんし、もう一つ、僕が脳をやっていて気づいたのは、やはり脳は全体で動いているので、局所の弱さだけではないということなんですね。連絡が悪いだけでも、局所の機能が悪いみたいになってしまうんですね。人間は、あらゆることを統合してやらなければいけないの

に、統合というもののできなさを持っている人たちがいるんですね。そして、アスペルガーの人たちも大いにそうですけど、帯状回に問題を抱えた方もおおいですね。

帯状回は情報と感情を結ぶ

帯状回はどこにあるんですか。

脳梁のすぐ上の内側面にある左右一対の前後に長い皮質です。

あのー藤家さんがよく、脳が疲れるとき疲れると言うのはそこです。

ならば、まさに帯状回ですね。ここが疲れるということは、一生懸命帯状回が各部位の連絡をしているのでしょう。帯状回は皮質下と皮質の機能の中継基地になっています。前後に長く連なり、前方から情動、認知、空間、記憶という四つの機能領域に別れています。自閉症や自閉症スペクトラム障がいでは前部帯状回がてんかんの焦点になっていたり、その部位の化学組成に異常があったり、神経物質の活性低下が見つかっています。

たとえば、外界や内臓からの感覚情報が扁桃体に集まり、それが前部帯状回を経由して前頭前野に情報を送ります。そこで統合された情報がまた前部帯状回の感情領域を経由して扁桃体に伝えられるというわけです。また、帯状回は記憶にも関係してきます。記憶の中継基地である海馬は、帯状回後部の記憶領域を通して前頭前野とも密接に連絡していてワーキングメモリを補助しているんです。

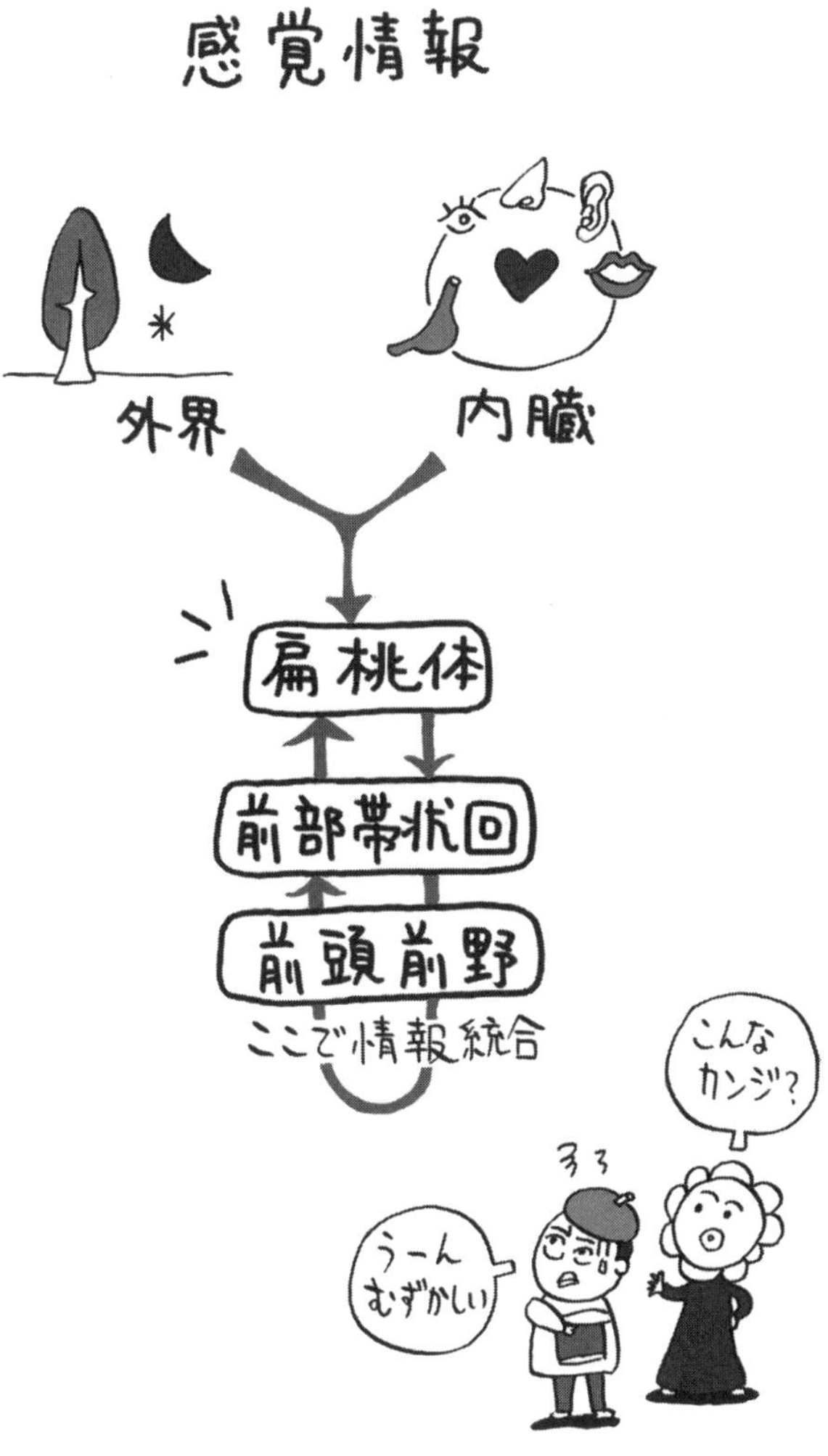

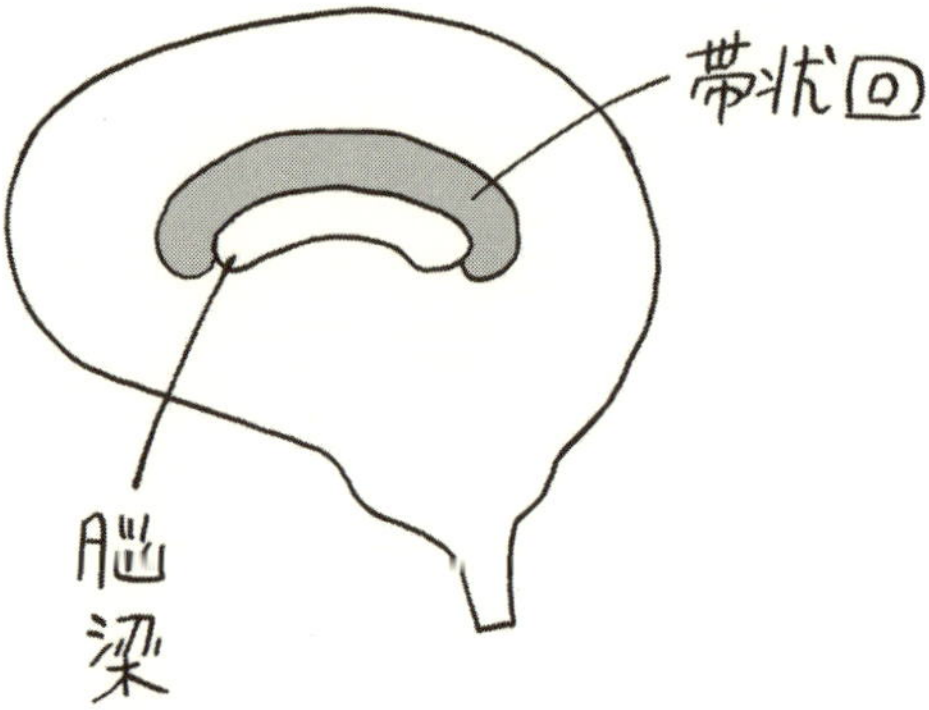
帯状回
脳梁

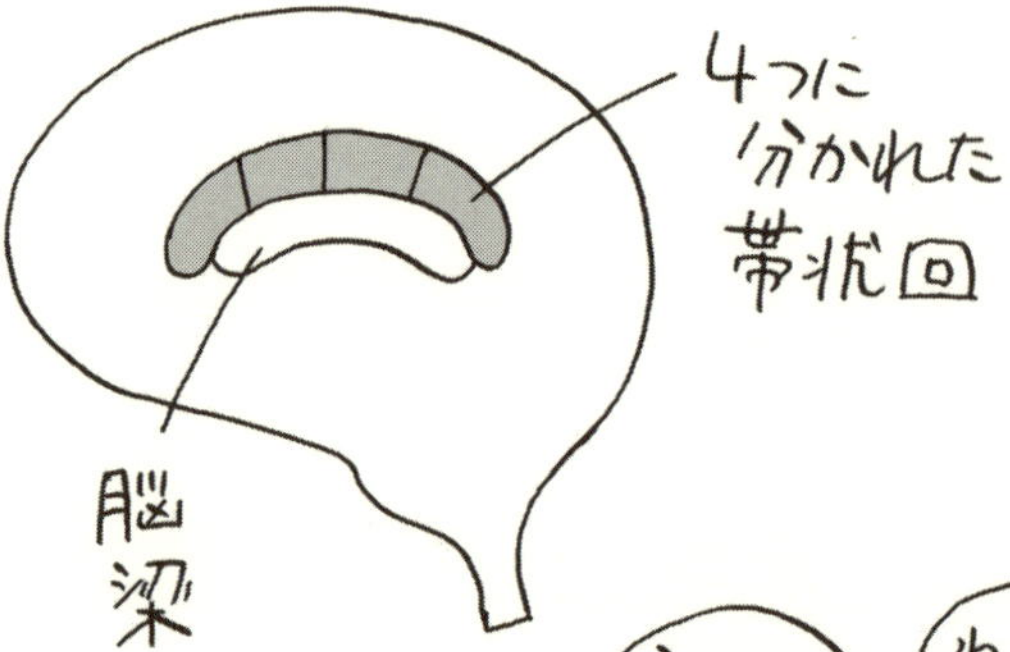
4つに分かれた帯状回
脳梁

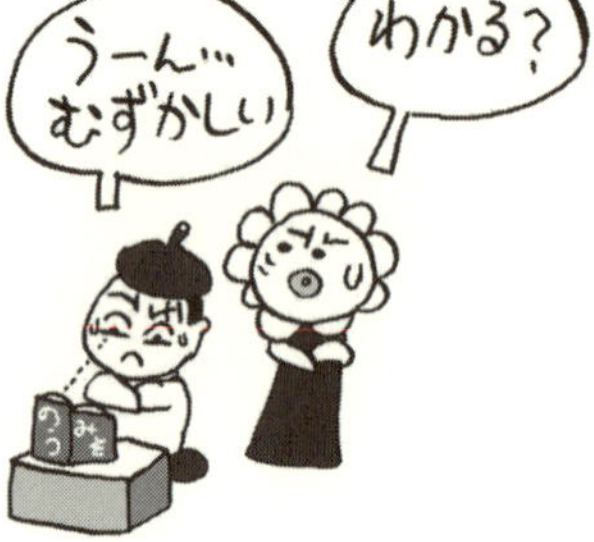
うーん… むずかしい
わかる?

じゃあ帯状回は情報と感情を結んでいるのですね。その大事な帯状回に不具合がある人はどうすればいいんですか？　情報がゆがんで受け取れてしまいます。

そう。前部帯状回の認知領域は前頭前野とともに、人の感情や衝動の抑制に重要な役割をはたしています。認知行動療法で用いられるセルフモニタリングや認知の再構成といった方法が、それらの領域の機能を高め、扁桃体の過活動を減らすと考えられています。

身近な手段で脳を発達させられるか？

ああ、認知行動療法にはそういう意義があるんですか。寛解でも治るでもなんでもいいんですけど、よくなるということを、どうやって信じてもらうかですよね。

今は脳科学の時代になって、心と脳と身体が関係していることがわかってきました。だから脳を意識したやり方やテクニックがどんどん登場してきて、その結果、怪しい理論や科学的な裏づけのないものもいっぱいあるとは思うんですけど、実際に臨床的に効果があるという場合にはやったらいいんじゃないかと思うんです。

それでも、一般の方にはやはり特別な装置とか手術とかはなかなか縁がないので、すぐにでも始められるような方法はありませんかね？　特別な場所にいかなくてもいいような。

それだったら出力依存性原理が参考になるかもしれませんね。脳の発達には出力が大事だということです。

出力依存性原理？

「出力」が脳を育てる

松本元さんという神経科学者が提唱された概念で（参考文献「情と意の脳科学」人間とは何か　松本元著　培風館）、脳は予測に基づいた出力の繰り返しによって発達していくという考え方です。専門家の言葉ではその繰り返しと、その繰り返しによってできる回路を「アルゴリズム」と呼んだりするんですけど。藤家さんなんかは、これによって発達を遂げ、同時に二次障がいを癒された方じゃないですかね。

　人間は出力するときに、脳の中にすでにある情報、あるいは外から取り入れた情報を使います。それを言語や文字や行動に表します。その結果として現れる前にいろんな動きが脳の中で行われるので、出すということ自体でかなり脳を使っているんですね。

そういえばそうですね。

で、予測して出したものがまた自分に戻ってくるわけですよ。それを使ってまた出す。その繰り返しでどんどんどんどん脳の回路を作っていくということですね。だからそもそも、出さないっていうのは作れないということです。

なんか引きこもりの現象とか見ていても思うんですけど、世の中に出て行かないと、世の中からのフィードバックも得られなくて、いつまでも社会性が身につかないですよね。

そういうことなんです。

体感とかも弱いと、世の中から受け取るフィードバックがおそらく量的に少ないですよね。それと人間関係が築きにくくって、人から言葉が返ってこないと、脳の中で情報が循環しちゃいますね。

堂々巡りの思考のことをぐるぐる思考とか言いますけど、ぐるぐる思考だけだと何も新しいものを作っていないんです。予測して出して、出した結果をまた取り込むから生産的になっていくんです。

先生が事前に参考文献に挙げてくださった「イメージ脳」（乾敏郎著　岩波書店）、私あれ三回くらい読んだんです。

わかりやすい本でしょ。

いえ、わからないから三回読んだんです。で、ニキさんに電話して私頭が弱いからわかんないみたいだ、と言ったらニキさんが、ああいうのは独特の言語があるからそれに慣れればわかる、と。で、そのとき長沼先生から論文をいただいて、あ、同じ言語だなと思って、だんだん読めるようになりました。

で、内容がわかったからまたニキさんに電話しました。さっきもお話したことですが、その体感の弱さと想像力の障がいの関係がなんかあの本を読んでリンクしたので。自分の中で。で、ニキさんにそれ言ったら、そうそうとか言われたんですけど。

小脳の役目を教えていただいて説明がついたんですが、想像力を養うって、出力してはフィードバックで学習しているんですね、人間って。逆に言うと、想像力の障がいって補えるんですね。世の中で生きている発達障がいの人たちは、きっと経験や観察を意識的に行うことによって、想像力の障がいを補いながら生きているんだな、と。その前にはまあニキさんみたいに「自分の想像は当たらない」という自覚がないといけないわけですが。

脳の中の情報を使う

想像力を補うためには、出力して学習することは大事です。世の中からのフィードバックを得るためにね。でも同時に、脳は自分の中の情報も使えるんですよ。

自分の中の情報？

さきほど「のうだま」の話が出たときにも「なりきり」について触れましたが、たとえば心理治療にもイメージ療法というものがあります。リハビリテーションでも効果があるということがわかっています。手を動かすイメージを得たいとき、実際手を動かしてやることもありますが、まったく手を動かさずにイメージだけで同等の効果が得られることもあるんです。そこにはちょっとしたトリックがあって、たんに動いているイメージをするだけじゃだめなんです。動いている微細な感覚を味わわないといけないんです。自分の手がこう動いてその筋肉かどうなのか感覚がどうなのか、それを味わうとトレーニング効果が上がるんですよ。

そのイメージトレーニングっていわゆるアスリートがやるみたいなやつですか。

そうです。体操選手とかスキーのジャンパーとか。つまりどういうことかというと、人間は自分の中の情報で自分を動かすこともできるんです。それが不思議な脳の仕組みなんですね。脳は自分の中の情報で自分を動かすことができるんです。

イメージや想像の力も、実際にそれが本当だと感じたり動いたりする感覚を伴わせると、本当に起こっているかのような効果をもたらすんです。

不安を打ち消すためには想像力を現実的にする

でもそういうイメージ力って、役立つ場合もあれば害になる場合もあるんじゃないですか？　発達障がいの方の持つものすごい不安、根拠のない不安がありますよね。脳内専用独占不安。他人から見るとわけのわからない不安。あれはやはりイメージしてしまったものなのですか？

不安はやっぱり情報不足や経験不足や想像力の欠如からきてるんですね。

そうなんですか？

はい。選択肢のなさと言ってもいいし。そこに具体的なイメージや「できた！」という成功体験、それがなかったりイメージできないから不安になるんです。

自閉症の人たちになぜ見通しとか具体物とか安心感が必要かというと、不安を消すための材料なんですね。経験や想像力が狭くてそれがないから、いいほうに考えられなくて不安になるということだと思います。

ニキさんもおっしゃっているけれども、勝手な想像力、現実的じゃない想像力ってありますよね。

ニキさんは「道楽専用想像力」と呼んでいます。私は「不安専用想像力」もあるような気もしますが。

そう。それだと役に立たないわけですよね。空想というか幻想というか。それなりに面白さもあったりひらめきも大事ですけど、現実の生活には現実的な経験に基づいた現実的な想像力が要求されるということですよね。そうすると想像力を現実的にしなければいけないということですけれども、そのためには現実的にするだけの情報が入っていないといけないですね。

はい。

脳は勝手に色々なことを作り出して想像しますけど、そのときの「勝手に」は、脳の中にある経験という材料を使うので、そこが豊かになっていないと、現実的な想像力にならないということです。だから経験や成功体験が大事だと思うんですね。

ははあ、やはり情報量ですね。データを入れておかないといけないんですね。でもね、世の中に出ることをむしろ推奨しないお医者さんたちもいらっしゃいます。二次障がいを治さないと世の中に出ちゃいけないと思っていらっしゃるお医者さんも中にはいらっしゃるんですね。

うーん。出力の大切さを理解してほしいですね。

心の傷が治ってから学校行きなさいとかね。就労支援につながるにしても健康になってからとか。もちろんものすごく身体が不健康なら無理だろうし、ある程度健康になったらというのならわかるんですが。私なんか藤家さんを見ていると、治りかけで世の中に出て一気によくなった感じがするんですよ。

 そうそう。脳や身体を動かすのは、心理的な部分、あるいは無意識の部分かもしれません。でもそういう流れと逆に、行動が心理的な部分や無意識の部分に影響を与えるんです。双方向なんです。

だからどっちが、っていうよりはどっちも、なんだと思います。双方向的に循環していけば理想的ですけれども。

動機付けが大事だという考え方もありますけど動機付けの前に行動が先だという考え方もあります。それはどうも両方とも正しいんじゃないかと思います。

 そうなのか。両方正しいのか。どっちがその人に向いているんだろうな。その人その人によるんですか？

 いずれにしても、出力していくことが大事です。脳の中の情報使うにしても外からの情報使うにしても、実感して動かしていくこと、それが大事です。

そして出したあとは、その結果、こころで何を感じて、何を考えて、身体の感覚はどうだった、そういうフィードバックを通じて学習していくんです。

僕の患者さんでは、最初はやけくそでもいいと思っている、という人がいましたね。

世の中に出て行くときにですか？

そうです。最初はやけくそでもいいと。そして世の中で何かを感じたときそのフィードバックを、一人だけじゃなくて複数の人と共有して、そこで実感を持って、次のステップに行くと言っていました。最初の一歩が踏み出せない人のほうが多いんですけどね。

それをわかっている支援者は、発達障がいの人をひと押ししてでも仕事場に引っ張っていくという方針を持っている人もいます。もちろんトラブルの予想と対策は支援者が予め考えておいてですが。実を言うと、そういうのが合う人はわりと多いかなと思います。

フィードバックがあったとき色々な人の意見を聴くというのは、自分で独断で解釈しないようにということですか？

そうです。心地いいでしょとか、やったっていう感じするよね、とかちょっとしたことの確認があるといいですね。はじめはたぶん「そんなことないよ」とか言うと思うんですけど、あとになってなんかいいな、とか思い始めたりします。そのとき間髪入れずに背中をちょんと押すのが繰り返されていくと、本当に外に出て行けるようになるというケースもあります。

前にも言いましたけど人間は心のある存在ですけど、機械でもあります。機械は動かしていないと錆びますからね。

後日談　藤家寛子さんが就職を決めるまでに採用した学習方法

先生、実はこのたび、藤家寛子さんの就職が決まったんです。

それは素晴らしい。

はい。私は本当に弱くて混乱している場面も見てきたので、夢のような話です。何年も実質引きこもりだったのに就労支援サービスを受け始め、週一回からやがて週五回になり、しかも欠勤もほとんどなく通っていました。本当に心身ともに丈夫になったのだと思います。正直、このまま一生作業所に通っていてもいいと思ったくらい私は喜んでいたのです。

けれどもご本人の向上心は尽きるところがなくて、自分から支援者に働きかけて職場見学に行きました。そのうちの一つで実習の機会を得て働いてみたら、職場の評価が高くて障がい者枠ではなく一般枠で受けてみたらと言われたのです。そして面接に合格し、元気に働いています。

素晴らしい。僕の患者さんでも、昔は本当にトラブルが多かったんですが立ち直って今一般枠で就職先を探している人もいます。

はい。それで藤家さんに、「予測、実行、フィードバック」という学習方法や、「出力依存性原理」について話してみたんです。そうしたら下記のようなメールをくれました。

＊＊＊＊＊＊＊＊＊＊＊＊

予測し、実行し、フィードバックを得る、というスタイルは、最近まさに自分がとっている形です。

以前はフィードバックがうまく得られなかったんですが、職場見学・実習を経験したことで、うまくできるようになりました。

以前の私は、まず、予測というのがうまくできませんでした。

これは、圧倒的に経験不足が原因していたと思います。

なんでもぶっつけ本番で実行に至っていたので、ハプニングが多かったです。

予測するのは、想像力を働かせなければいけないので、そこに障がいがある私は苦手なことだったのだと思います。

たまにできても、すごく頓珍漢な予測でした。

それが、次第に体験をつんだことで、次に起きるであろうことが分かるようになりました。

それから、起こることすべてが自分に関わることではないんだ、ということも学習しました。

だから、何かの予測を立てる時に、的を絞りやすくなったところがあります。

予測をするときは頭だけを使わず、必ず書き出して、目に見えるようにします。

私、ひらめきは多いのですが、それを長く記憶しておけないところがあります。

思いついた些細なことが重要だったりすることがよくあるので、メモを取ることを徹底しました。

それは、フィードバックの時にもすごく役に立っています。

実行する前に予測していたことが、最近は結構当たる確率が増えてきました。

予測したときの感覚が正しかった、つまり、おおかたの人が持つ感覚に近づいてきたという気持ちを味わうようにしています。

そういう時、脳が学習しているなという感覚を強く感じます。

どうしてそういう予測を立てたのか、ということも書き出すようにしています。視覚的に記録に残すことで、気持ちや感覚を思い起こさせやすくしています。そういう風にして、まずは予測を立てる癖を脳につけました。

それから実行です。

実行するときは、最大でも持てる力の7割しか出さないようにしています。集中しすぎると休憩を忘れたりするし、次の日のパワーまで使い切ってしまうので、常に全力ということはやめるようにしています。

周りが見渡せるくらいの余裕を持って実行すると、作業中に感じたことを覚えていることができます。

私はメモを持ち歩いているので、できるだけ感じたことは書き残すようにしています。

感じても、覚えていることができないと、感じなかったことと同じなので、それはよくありません。

仮にストレスを感じたことでも、忘れてしまったら、またその後も繰り返し経験することになってしまうかもしれません。

そういうことを防ぐためにも、メモと7割集中を心がけています。


それからフィードバックです。

以前は予測と同じく、全然できていませんでした。

ひとつはさっき述べたように、何をやったか覚えていないことがあります。

それから、集中しすぎて、何も感じ取れなかったこともあります。

目の前のことをこなすだけで、まったく学習につながっていませんでした。


学習するとき、情報を積み重ねて身につけていきますよね。

最初はゼロでも、何度かするうちに、今日は3、明日は6、その次は9、そして理解に到達、という具合に。

私の場合、毎回ゼロに戻っていました。

情報の積み重ねが苦手だったんです。

でも、予測を立てることで、何に注目して行動すればいいかが分かるようになりました。

いくつかの注意点に気を配りながら行動することで、必ず答えを出すようになりました。

それをメモする。
メモは記憶を補助してくれます。

おかげで、フィードバックのときも、自分が気になっていたこと、周りが指摘してくれたことをスムーズにあげることが可能になりました。

振り返りをすることで、次回気をつけなければいけないことが明確になります。

うまくできているところは、それを維持できるように努めればいいし、苦手なことにも対処を考えられるようになりました。

これを、日常のどんなシーンにも当てはめられるようになったら、すごく生きやすくなると思いました。

私は見学や実習をしたことで、予測→実行→フィードバックの工程をやる必要に迫られたので、あえて意識してのぞみました。

でも、それをやったら、初めてのことでもすんなり自分の中に積み重ねることができたんです。

だから、何をするにしても、それらを無意識にできるようになろうと思いました。

最初は自分で気をつけて予測を立てたり、フィードバックをしたりしていても、そのうちそれが自然になるんじゃないかと思います。

＊＊＊＊＊＊＊＊＊＊＊＊＊

なるほど。意識的な努力をしているのですね。
藤家さんの著書「他の誰かになりたかった」の序文に、「あれは小学校二年生の頃だったと思います。……中に人がいるという現実は、私の世界を大きく揺さぶりました。そん

なこと、考えたこともなかったのですから。私は知らなかったのです。物事には『内側がある』ということを。もちろん、私の中には内側は存在していました。それが他にも存在していたなんて！　私は同時に外側も知ることになりました。それまでの私にとっては、私自身と私の行為とそれに伴う一連の場面だけでしたから。目に入る風景は模型にすぎず、私がその場所に関わらない限り、何の意味もありませんでした。」という文章がありますよね。

これが藤家さんの第一の「意識の拡大」体験だったとしたら、今は第二の、あるいは第三の「意識の拡大」の時期なのでしょうね。人間は実はかなり無意識に生きていて、だからこそ意識的に生きるということがとても大事なのでしょうね。

それと「出力依存性原理」ですが、あれは単に出力するということではなく「これまでの経験に基づいて先読み予測をする」ということも大事な要素として含まれています。藤家さんは、現実の体験をそうやってどんどん取り込み増やしていっているのでしょうね。

私がこれを読んで改めて感じたのは、藤家さんも記憶に不自由してきたのだな、と。フラッシュバックに苦しむ一方で、ワーキングメモリはここまで不足していたんだな、と。だから「大事なことは脳みその前のほうに出しておく」とか言っていたんでしょう。経験値を増やすことに、ワーキングメモリ不足はバリアとなってきたと思いますし、精神的な健康状態に影響してきたんだなと思います。

自分の記憶の癖を自覚して、メモ等の工夫をして、経験を味わうことやフィードバックから学べるようになったのだと思います。

ところで藤家さんの劇的な立ち直りを見ると、人は人の間でしか癒されないんだなと思ったのですがどうなんでしょうか。

藤家さんはとくにそういう人でしょうね。解離を起こした人の一番のキーワードは安心感とキャパシティーなんです。容量が少なく安心感がないために解離を起こして自分が傷つくのを回避するわけだから。自分のキャパシティーで安心できていれば素の自分でいられるんです。

でもあの解離するタイプも僕はよく出会っていますよ。もちろんニキさんタイプもいますが。

努力できない人はどうする？

藤家さんの場合には意識的な努力で事態をよくされてきたわけですが、発達障がいの人には「努力できるところ」と「そもそも努力していないところ」がありますよね。そして努力していないところでは、もう尋常なく努力できないこともあります。たとえば仕事や勉強はできても別に努力できないところがあったり。これでは生活していく力がなかなか身につきません。

そうすると一人住まいとかができなくなるんです。自立した生活が営めないです。アスペルガーの青年たちを見ていてそう思います。親がやらせようとしてもかんしゃくやパニックが起こるし、言っても動かないから親も途中であきらめちゃうんです。暴力を受けて反抗もできずに。最終的には病院に来てこちらが介入して、本人たちを動かしていくということになるんですけど。

そういうことを防ぐためには、「怒りと不安をコントロールする手段」を小さい頃から教えていかないといけません。きっと叱ってはきたんでしょうけど、「こうしなさい」をやっぱり教えられなかったんじゃないかな。

ただ怒っちゃだめよ～じゃなくて、具体的に教えなかったということですか？

そう。まず自分をコントロールして、「こういう風にして怒らないようにしなさい」と、本人たちが「あ、これは便利だ」と思えるようなものを教えてあげるようにしないといけないですね。僕は今、青年たちに怒りを抑える方法を教えています。怒りさえ抑えてしまえば色々なことがうまくいきます。とくに人間関係が。

知りたいです。

僕は四つの方法がありますよと教えています。心が怒りで一杯になったのを、瓶に泥が入ったことにたとえます。そうすると、その瓶の水をきれいにする方法には四つ考えられます。

その1 放置し、そのきれいな上澄みを使う。

その2 網やフィルターで泥をすくったりろ過したりする。

その3 汚れたものを出してきれいなものに入れ替える。

その4 中和や浄化するものを入れてしまう。

私はたぶん下によどむのを待っているのは苦手だから違う手段を使ったほうがいいな。

そう。こうやって方法をいくつか示して選択させ問題を解決させせます。そして自分の助けとなるリソース（資源）をいっぱい使って自分を高めていきなさい。でもその前に吐き出しなさい。必要なら蓋をしなさい、と。

小さいときからこれを教えていかないと、本人たちが苦しくて仕方ないわけですね。だからいっぱいたまったのをなんとかしてくれと出すわけですよ。自分がかーっとなったときにはもうコントロール不能になるんです。パニックっていうのは、なってからは抑えられないので、なる前にどうやって止めるかだよ、と口をすっぱくして言っているんです。

今の先生みたいに四つ提案されるとどれか一つはできそうな気がしますね。

そうそう。選択肢を与えて考えさせ、選ばせるといいです。

一個だけ「上澄みがきれいになるまで待ちなさい」とか言われても絶対できないけど、四つ言われたらそのうち一個くらいやってもいいかなという気になります。

そういうことです。今、認知行動療法がはやっていますが、あれは認知を変えるというより広げるのだそうです。その子の持っている認知がたとえばマイナスだとしても、それはそれだよね、でも別の考え方あるよね、と思いもしなかったことに気がつかせ、実行を促すのが認知行動療法です。

自閉症の人たちも非常に強くて狭い凝り固まった考え方をしますが、そこで別のものがあるよね、と言ってあげないと想像もつかない、やろうとしない事態になってしまいます。別の手段っていうことを小さいときからどんどんやって、これはいいや、と出力させるんですね。

そしてそのためには、その子にとってどういう方法が適切なのか選ぶアセスメントの軸を、いくつも用意しておかなくてはいけません。

心・頭・身体と三方向からのアプローチ

軸としてはどういうものがありますか？

もちろん自閉性の度合い、多動性の度合いは大切です。これは発達障がいの診断のとき必ずなされるでしょう。

自閉症の場合は不安が強いから不安対策をしっかりしなければいけません。どうしていいかわからない状況不安、感覚がわずらわしい感覚不安、生きる自信がない存在不安などに対してです。

不安対策って具体的に言うと、安心できる環境を設定することですよね。

そうですね。そしてここでも心・頭・身体、三方向からのアプローチが大事です。

1　心へのアプローチ――気持ちを安定させるために人や場所やものや時間を調整します。

こうやって安心感を作っておきます。

2　頭へのアプローチ――見通しを持たせます。

いつ、どこで、何を、どのくらい、どのようにすればいいか見通しがあるとある程度我慢ができるんですね。

3　身体へのアプローチ——これを使ってこのようにという具体的な手立てを提供します。

こうやって何か問題を解決するときには、心・頭・身体という三方向から援助をします。ただそのとき、実際に動くのは本人だということは強調しなくてはいけません。あくまで本人の問題なのですから。

 なるほど。多動な子にはどうするんですか？

 多動な子はやっぱり刺激に敏感ですから、刺激の統制と事前の見通しと叱り方の調整が大事です。刺激過多で興奮が強いようなら刺激を絞らないといけませんね。

頭ごなしに強く叱ったり、失敗をあげつらって事後処理してもダメですから、事前に決まりごとを言っておくということですね。

 それは「こうすればこうするよ」という風にですか？

 そう。これしたら叱るよ、と。

 そういうルールを最初に言っておくということですね。

 そうです。いきなりというのに弱いしすぐに反応してしまうので。怒るぞ怒るぞと言って身構えさせておけば本人がある程度防御するでしょ。刺激の統制、事前の提示、そして叱っても褒めることですね。次につなげとくために。

できたときに褒めるということですね。

そういうことです。できてなくても褒めるんです。頑張っているね、と。
あと、自閉性や多動性だけじゃなくて、僕はいつも大人の発達障がいをみるときに、読み書き計算の能力を議論していないということが一番の不満だったんですね、昔から。
どうしてかというと、読み書き計算のＬＤ的な問題が自閉症スペクトラム障がいやＡＤ／ＨＤの特性の陰に隠れて見逃されているからです。読み書き計算の能力は人間だけが獲得した基本的な能力ですよね。それができないための苦労っていうのが子どもはもちろん大人にもあるからです。

そうですよね。

あるんですよ。珍しいですけど、私はディスレクシアかどうか診断してください、という大人がきます。あるいは、お子さんに発達障がいの診断がついたお母さんが計算だけ苦手な人だったとか。そういう人の苦労はなかなかわかってもらえないです。日常でお金のやりとりするとき電卓が必要だったり、指折り数えたり。読み書き障がいや算数・計算障がいの人は勉強で苦労していて、実は想像力があり心が豊かなのに勉強できない子というレッテルを貼られて、それがトラウマになっているんですね。

なるほど。そしてそのトラウマが大人になっても邪魔をするわけですね。

そうです。それなりに生活できているし、素直な心の持主なんですけど、過去の記憶のためにマイナス思考やネガティブ感情を持ちやすいんです。どうしてこう考えてしまうんだろう、感じてしまうんだろうとひとり悩んでしまうのです。

そして、それは親子関係にも影響することがあります。

発達障がいの遺伝というのは、同じパターンでは遺伝しないです。アンバランスさは共通しますが、どこでどうアンバランスかは親子で違っている印象です。よく正反対だったりします。そうすると親子関係が悪くなるんですね。先生、この子をまったく理解できない、って。で、発達特性を調べたら正反対の性質だったりするので、これは理解できないのも無理ないわ、と思うんです。あと夫婦間でもそうですね。お互いある意味正反対だったり、苦手なところを補っていたりします。僕は子どもの発達障がいを診るなかで、そのような親の特性をみて大人の発達障がいの特徴に気づきました。

学習障がいのほうは学習の積み上げだから、いっぺんに治療はできませんが、これまで説明してきたように「どこが使えているか」を見て、そこに合わせるという工夫をするとできないことができるようになってきます。不得意な方法を用いると学習の妨害になってしまいます。

刺激への対応

あと、従来の教育の中では、どうしても感覚運動系の問題が充分に検討されてきませんでした。不器用さとか処理の遅さとか、感覚への過敏さ、鈍感さへの配慮がないと、いくら「頭」からアプローチした教育をしても「感覚」でいやだったりできなかったりしています。だから従来見ていた発達特性だけではない部分を入れていかなければ、本当の治療には結びつきませんね。人間は行動からして体験で学んでいくので、行動させるための環境調整ということが必要ですが、それも運動や感覚をしっかり見ないとできないと思います。

なるほど。そこで感覚や運動機能のアセスメントも必要ですね。

そして僕が重宝しているのは、「刺激に敏感」あるいは「刺激探求型」か、この基準なんですね。

刺激に敏感か鈍感かですか?

はい。これで実は色々なことが説明できます。次の章では、これをご説明しましょう。その子にあった療育方法を選ぶ上でのアセスメントについてです。

第5章

脳みそのかたちを知る

発達援助につなげるためのアセスメント

発達障がいを持つ子どもを成長させる12か条

神田橋先生のおっしゃるとおり、診断が粗すぎては使い物になりません。発達障がいはさまざまな種類の発達障がい特性の、さまざまな程度の重なり合いなので、ひとり一人の特性を把握してその子に応じた配慮や支援を考えることが必要です。

しかし、一方で、発達障がいの診断名や、療育の手法や技法にもこだわらず、ほんのちょっとした配慮さえあれば子どもを喜ばせ成長させることが可能なんですよ。僕がこれまで学び実践してきた療育の原則を12か条にまとめてみました。

(1) 問題行動をなくすことより、適応行動を促す　(良いほうを膨らます)
(2) こだわりは否定せず、生かす方法を考える　(こだわりを生かす)
(3) 禁止するときには、どうすべきか教える　(どうすればよいかを示す)
(4) 視覚的・具体的・肯定的に示す　(肯定的に言う)
(5) 予告やリハーサルやスケジュールを示す　(見通しを持たせる)
(6) 刺激や情報を制限・遮断する　(目移り気移りを防ぐ)

（7）口ばかりで注意せず、行って見せる（モデルを見せる）

（8）子どもと約束して、できたら褒める（仕組んで褒める）

（9）子どもの興味関心に合わせる（あわせてからずらす）

（10）嘘をついているかどうかを問わない（まず受け入れる・受けとめる）

（11）叱るときは、情けをこめ真剣に（子どもの立場になって）

（12）感情をぶつけず理由をぶつける（一度でわかると思うな）

おおお、たしかにこれは、発達の凸凹を抱えているお子さんたちにはかなり普遍的に通じる原則ですね。認知の偏りがあることは踏まえつつ、でも決してあきらめない大人の姿勢がこの12か条の中に表れています。

ありがとうございます。ただし、発達障がいの優位な特性がハッキリしている場合には、よりポイント（つぼ）を押さえた対応が可能になります。たとえば（3）の「禁止するときには、どうすべきか教える」についても、どういう教え方がその子に通りやすいかは、その子の脳の特性によるわけです。

前章で見てきたとおり、学習経路も色々あるからですね。

発達障がい　四つのタイプ

そうです。その子がどういう脳のタイプで、どういう学習方法が得意かを見極めると、より有効な手立てが取れるわけです。

そのために僕がよく使うのは、以下の四つのタイプ分けです。発達障がいを認知の面から四つの気質特性の組み合わせとして理解することが可能であり、日常の診療場面ではこれを図にして利用しています（次ページ）。

一点集中
（過集中・継次処理）
（記憶・過去）（出力・抑制）

巧緻・随意運動
（会話・書記）
言語（論理・思考）

聴覚・音声認識
規則・秩序・理数
読み・書き・計算

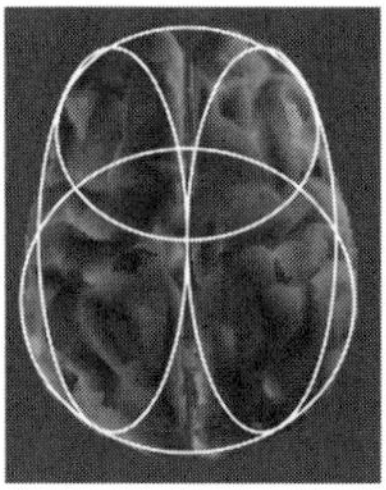

姿勢・自動運動
（平衡・安定）
非言語（文脈・統合）

視覚・表情認識
空間・感覚・感性
絵画・立体・構成

複数同時集中
（低集中・同時処理）
（創造・未来）（入力・開放）

（1）**前頭葉の脳活性が強い人**：継次処理能力が強く、過集中になりやすく、過去に捕われやすく、一点集中思考型の注意欠如（ＡＤＤ）タイプ。

（2）**前頭葉の脳活性が弱い人**：同時処理能力が強く、低集中になりやすく、未来志向で、複数同時集中思考型の多動衝動（ＡＤ／ＨＤ）タイプ。

（3）**左脳の活性が強い人**：論理や分析に強く規則や秩序を重んじ数学・理科・社会が得意な理数系のアスペルガー症候群（ＡＳ）タイプ。文字・数字・記号に強いハイパーレクシア（ＨＬ）タイプ。

（4）**右脳の活性が強い人**：直感や想像に強く、イメージや感覚を重んじ、音楽・図工・体育が得意な芸術系の自閉症（Ａ）タイプ。絵画・立体・図形に強いディスレクシア（ＤＬＸ）タイプ。

知能障がいの強さ（遅れ）の程度にかかわらず、このような認知的な特徴（偏り）があり、それに発達障がいの特性（歪み）があるかないかで、おおまかに発達障がいの気質的分類が可能になります。

発達障がいを高次脳機能障がい、つまり情報処理機能障がいととらえる視点を持つことによって、じゃあその子のどの能力を使えばいいのか、明らかにしやすくなってきています。弱みの裏には強みがありますから。「集中しにくい」っていうことは「同時処理ができる」ということなのです。

 あ、わかります。それならそういうお子さんは、「集中のできなさ」を利用して、一度にいくつものことをやったほうが逆に覚えられるかもしれないわけだし。まあそこに、記憶力の問題とかも絡んでくるとは思いますが。

でもこうやってみると、障がいというより個性の分類のような気がしないではありません。

 そうです。人は誰しもある程度の高次脳機能の遅れや偏りや歪みを持ち、それが人の個性を決めていると思うのですが、それが大多数の人たちの範囲を越えているならば、普通でないという違和感をもたれることになり、定型発達の人たちからみると異常とか病気とか障がいとかのレッテルを貼られる領域になります。

発達障がいも、脳損傷による高次脳機能障がいと同様に「見えない障がい」「見えにくい障がい」と言われていますが、それは「外見では普通だから」というだけでなく、「表面的にはできる」「頑張ればできる」「部分的にはできる」「ある状況ではできる」などの特徴があるからではないでしょうか。

ああそうか。とくに成人の場合は、知らず知らずのうちに工夫でカバーしてきた面もありそうですしね。

たとえば私自身をこれに従って分類してみると、必ずしも四つのタイプのどれかにぴたりと当てはまるわけではないかもしれないですが、

継次処理か同時処理か↓圧倒的に継次処理です。
過集中か低集中か↓低集中です。
論理か直感か↓直感です。
文字か絵画か↓文字です。

とこういう風になると『自分では」とらえています。先生の作った図が、自分の特性をつかむのに便利な切り取り方だということがよくわかります。

私の場合、集中力はありませんが、同時並行的に色々なことをわりと考えることはできます。というかそれをしないとたとえば、編集者と経営者の両面はこなせません。でも考えてみると、それぞれの仕事の時間帯を分けたり、場所を分けたりという工夫をして、自然に構造化して、継次処理に強いという自分の特性を活かしながら、なんとか目の前の業務に集中する環境を作り上げていると思います。

論理か直感かといえば、論理で知識を積み上げていくことをなんとかこなしながらも、大事な決断は直感に頼ったほうがうまくいく、という感じでしょうか。

と言うよりも、浅見さんの脳の特徴は、論理的でありながら、直感で本質に迫ることができる両脳型だということだと思います。そしてそこで見つけた問題を追及していく。得意な方法を自然に身につけている人は、社会人として普通にやっていっているのだと思います。そこまで自分の特性の理解に到達するために、細かな自分の能力の分析が必要な人もいます。だから僕は、その人を診るのにたくさんの軸を使うのです。

さっきの四つの分け方のほかにですか？

多様な軸を使って脳みその特性を理解する

他に、というより加えて、ですね。診断チェックリストがどんどん増えていきます。ああ、こういう視点からも分析できるな、と思うものに当たると、どんどん増やしていきます。

その軸とは？　先ほどの四つのタイプにはＡＤ／ＨＤと自閉症スペクトラムが含まれていましたが、この二つの気質は必ずチェックしますよね。

はい、します。その人のＡＤ／ＨＤ度と自閉度は必ずチェックします。それに加えて

・運動感覚機能

は必ずチェックします。五感と固有感覚・粗大微細・協調運動などです。

私の場合、固有受容覚はわりとしっかりしています。だから、転んだりぶつかったりすることがあまりありません。子どものときから怪我も多くなかったと思います。でも前庭覚に関しては若干過敏かもしれません。地震酔いなどはかなりするほうのようです。

固有受容覚にはかなり助けられている自覚があります。夜暗い中で自転車に乗っていたりすると、自分が視覚より固有受容覚を使って安全を確保しているのがよくわかります。

五感に関しても、皆さんそれぞれ偏りがあって、自覚して防衛策を取っていますね。音の対策とか、まぶしさ対策とか。そしてそういう対策に対する理解もじょじょに広まってきています。

さて、では運動感覚機能以外にはどういう特性に注意をするのでしょうか？

そうですね。

・学習障がい

学習の得意か不得意かの程度も必ずチェックします。やはり脳のタイプがわかるのと、どこが弱いかによって強いところを見つけるヒントになるからです。脳は弱いところがあれば代償的に強いところが出てきますからね。ここに脳科学の知識が活かせるわけです。

それと前章でも触れたように、学習障がいがあってもたとえば言語能力があったりすると「できるのにやらない子」などのレッテルを貼られて、それがトラウマになっていたりします。ですから学習の三つの面、読み・書き・計算の能力を評価することは必要です。

・超感覚

も必ず見ます。先ほど言った「マインズ・アイ」とか「共感覚」やサイキックな能力ですね。サヴァン症候群的な域にまで達していないとしても、たとえば記憶の取出しがうまくいかないといった弱みを特異な感覚とくっつけることで補うことができることがあります。そして、社会や人間関係を理解するのにも、こういう能力が使えることもあります。

自己有能感にもつながります。

・精神症状

も必ずチェックします。社会不安や躁うつ、強迫症状・解離症状・統合失調様症状などがあるかないかですね。

最近はこれらに加えてアダルトチルドレンとボーダーラインパーソナリティのチェックを入れます。性格傾向も気質とはまた違いますから。環境要因によって起こったものもチェックの中に入れます。

生まれながらの気質とは別にできた性格もチェックの対象にするのですか？

はい。とくに成人の場合には、生育歴の途中でつらい目にあっていることが多いですからね。治療のときには当然それも考慮に入れます。生まれながらの気質とは別に。

アダルトチルドレンやボーダーラインパーソナリティも「スペクトラム」ととらえると、不名誉なことでもなければ珍しいことでもありませんからね。そしてその人が立ち直って社会参加するだけの状態まで治療するためには、当然こういう側面を見ておかなくてはいけません。

本当に多様な軸から考えるのですね。そして、その人の得意な情報処理機能を見出し、社会とのかかわりをスムーズに持っていこうというのが先生の治療方針なのですね。

はい。色々なレベルでチェックしていって発達の凸凹で総合的に判断します。

なんでこんなにしつこくなっちゃったかというと、一言でその人をわかろうとすることが難しいっていうことがわかってきたんですね。子どもの臨床をやっているときは性格とか人格の問題はいらなかったんですけど、大人の臨床をやるようになってから、これでは把握できないという問題が出てきました。

発達障がいは本質的には生来的な高次脳機能障がいであり情報処理機能障害であるので、知能や学習、性格や人格、習慣や行動の遅れや偏りや歪みの背後にある脳の問題に焦点を当てなければ、当事者達の本当の困難さや苦労や悩みに触れることはできません。また、このような本質的な理解があって初めて支援や対応の基本原則が導き出されると思います。

自閉度チェック

それではその子に自閉症の性質が強いか弱いかを測定する視点を教えてください。

はい。自閉症の三つ組みの障がいというと

1　社会性

2　コミュニケーション
3　想像力

ですね。今まで見てきたとおり、社会性一つとっても様々な脳部位が連携を取っているので、単純には分類できませんが、この三つの特性の強弱を見ます。

コミュニケーション能力は比較的あったり、でもこだわりが強かったり、といった特性の強弱を細かくみるのですね。

そうです。そして、たとえば「コミュニケーション障害」一つとってみても、理解・思考・記憶は、言語優性なのか非言語優性なのかを見ます。

言葉だけがコミュニケーションとは限りませんから、言葉以外のコミュニケーション手段を活用できるかどうかを見ます。子どもの行動すべてが自己表現ですからね。

そうすると、「どういうコミュニケーションならできるのか」が浮かび上がってきます。豊富な言葉がけより簡単明瞭な声かけなら通る子も多いです。要求・拒否・注意喚起などの方法を言葉ではなくても何らかの方法（絵カードなどのコミュニケーションツールなど）なら使える子がいます。そうするとそこを使ってコミュニケーション能力を引き出すことによって社会性が伸びてきます。

神田橋先生も「治しやすいところから治す」とおっしゃっていました。そして、身体によるコミュニケーションから入るのがいいお子さんもいるようですね。作業療法士の岩永先生は、コミュニケーションが「ある」ということをまず気づかせるために身体のコミュニケーションから入るのも有効だとおっしゃっています。なるほどな～そういう子もいるだろうな、と思いました。

そうですね。

一方、こだわりが強く、段取り手順がどうしても固定化していないといやな子、パターン的行動を好む子、変化に抵抗する子などがいます。

「一度に一つのことしか意識できない」などの特徴が見られた場合には「複雑なものを部分に分ける」ことによって課題の達成がしやすくなります。

「物事の二重構造が理解できない」特徴を持つ子の場合には、意味理解より模倣して行なわせるとできることが増えます。

同時に二つのことが行なえない場合には、一度に一つのことを行い、部分から全体に広げるとできるようになったりします。

そういう工夫を見つければ、人より時間がかかっても、課題を達成する手段が得られますね。その成功体験が生きていく上での強みになりますね。本当に先生は「弱みと強みは表裏一体」ということを心がけていらっしゃるんですね。

実際の支援に役立てるためには、このように子どもの特性を細かく見なければならず、国際診断基準だけの知識や理解だけでは発達障がい児者の困難さを本質的に理解することは難しいと思います。

僕は最近自閉症スペクトラム（ＡＳＤ）を理解するにも、脳地図で考えています。

脳地図で見るASDの分類

まず右脳型のＡＳＤです。右脳が比較的発達しているタイプですね。

右脳型ＡＳＤ

【知的能力】全体的遅れがない、言語性＜動作性。
同時処理（構成）が強い、意味理解が弱い。
【運動能力】協調性運動や集団競技が苦手。
【社会能力】マイペースで、集団に合わせられない。
ルールを理解しにくい、変化に弱い。
【注意能力】自分の世界にいて、周囲を気にしない。
【学習能力】言語性（話す聞く）ＬＤを伴う。
【感覚能力】感覚過敏性が目立つ。
【どのような様子が見られたら疑うか】友達ができない、一人でも平気、自分の世界にいる、偏った興味、言葉が少ない、物忘れ、不安が強い、切り替えが苦手、パニックになる。

次に左脳型ＡＳＤはこうです。

左脳型ＡＳＤ

【知的能力】全体的遅れがない、言語性＞動作性。

継次処理（順番記憶）が強い。

【運動能力】運動音痴や不器用さが目立つ。

【社会能力】マイペースで、こだわりが強い。

【注意能力】外界や内面に気が散りやすい。

【学習能力】ＬＤ（読み書き障害）を伴うことがある。

【感覚能力】感覚過敏や自律神経過敏あり。

【どのような様子が見られたら疑うか】友達ができにくい、一人を好む、おとなしい、ものしり（…博士）、変わった興味。こだわる、大人びた口調、だらしない、物忘れ、パニック、規則を守る、正義感が強い、記憶がよい、繊細。

そして両脳型の場合はこうです。

両脳型ＡＳＤ

【知的能力】　標準範囲（ＩＱ85〜）、境界領域（ＩＱ70〜85）。
言語理解系が弱い傾向がある。
【運動能力】　集団競技が苦手。
【社会能力】　社会性・共感性が弱く、自分勝手な言動あり。
【注意能力】　多動・衝動性よりは、不注意が目立つ。
【学習能力】　読みは強いが、ＬＤ（話す聞く）を伴うことあり。
【感覚能力】　感覚過敏や鈍麻がある。
【どのような様子が見られたら疑うか】　友達は作れるが、上手く遊べない、集団行動が苦手、会話が苦手、読解が苦手、感情表現が苦手、自己表現が苦手、自己認識が弱い。

こうやってそれぞれの特性を説明しますが、人によっては中間型があったりします。

障がい特性理解のためのキーワード

右脳型・左脳型、それぞれの特性をキーワードにしてみました。ニキ・リンコさんがすでに紹介されたキーワードを使わせてもらいました。

右脳型ＡＳＤのキーワード理解

（1）四つの実行障害

①「動作」：望んでもいないのに、デタラメなことをやってしまう。
②「伝達」：言葉で伝えられず、心にもないことを口走ってしまう。
③「関係」：自分から交われず、誘われても避けてしまう。
④「感情」：苦しい気持ちが溜まって、行動障害を起こしてしまう。

（2）プラス特性

① 細部に注目する、感覚や感性が豊か、時に超感覚。

②　視覚的思考、非言語的思考、マインズ・アイ、音楽・図工・体育。
③　記憶がよい、画像が焼きつく、モノと一体化。

（3）マイナス特性
◆フラッシュバック　◆感覚過敏　◆感覚のオーバーフロー
◆主観的に敏感、客観的に鈍感　◆背景情報を見ない
◆感情や認知のコマギレ　◆見逃している情報が多い
◆突然や偶然に弱い　◆不安が自虐や攻撃に転じる
◆急には止まれない　◆見えないものはない
◆先着一名様が全画面表示（「自閉っ子におけるモンダイな想像力」参照）　◆疲労感が強い

左脳型ASDのキーワード理解

（1）四つの実行障害
①「動作」：望んだことは、とことんやってしまう。
②「伝達」：心にあることを、よく考えずに口走ってしまう。
③「関係」：人を求め、誘われなくても入ってしまう。

④「感情」：苦しい気持ちを溜めずに、爆発しやすい。

(2) プラス特性

① 細部にこだわる、好奇心旺盛、記憶がよい。

② 言語的思考、数字・文字・記号に強い、知識が豊富。

(3) マイナス特性

◆疲労感に鈍いがんばり屋　◆感覚処理がマニュアル操作

◆細部だけ見て背景情報を見ない、見えないものはない

◆先着一名様が全画面表示　◆俺ルールとハイパーりちぎ（「俺ルール！」参照）

◆人格を生み出し、スイッチが切り替わる　◆ラビオリエラー（「俺ルール！」参照）

◆言葉で説明できないと不安、言われたことを真に受ける

◆突然だとか偶然が怖い、いきなりの出来事に弱い

◆自閉は急に止まれない、マニュアルでこなす（「俺ルール！」「自閉っ子、こういう風にできてます！」参照）

◆不安感よりも好奇心が勝つ、いつも頭がフル稼動

なるほど。こういうキーワードがあると忙しい教育現場の先生たちにも特別支援に取り組んでもらいやすいですね。それに必ず長所に言及してあるので、「深読み」による「無駄な悪意」が避けられるかもしれません。

実行機能障がいのカテゴリー分け

そして、ＡＳＤ特性とＡＤ／ＨＤ特性に共通して「実行機能の障がい」があります。

ありますね。

はい。そして特性をより細かくつかむために、「実行機能」はさらに四つに分けて考えます。

1 計画
2 実行
3 反省
4 調整

なるほど。計画を立てるところに支援が必要なのか、実行する部分なのか、その結果を反省して調整して次に生かす部分なのか、それぞれ支援・指導の力を入れるべきところが違うから、それを分けて考えるのですね。こういう考え方をすると、より細かく特性がつかみやすくなりますね。私の場合は1と2は比較的得意だけど、3と4は比較的不得意だって、こうやって分けていただいて初めて気づきました。

ＡＤ／ＨＤの特性をつかむ

ＡＤ／ＨＤの特性についても、三つに分けて考えます。「不注意・注意欠如」「多動性・衝動性」「新奇探索・好奇心」の三つです。

ああ、たしかに、この三つのどこがより障がいされていてどこがさほど障がいされていないかには個人差がありますよね。

ＡＤ／ＨＤに関しては、医師としてのお立場から教育現場の先生方へ、どのように説明されているのでしょうか？

ＡＤ／ＨＤについては次のように説明しています。

ＡＤ／ＨＤ（注意欠如／多動性障がい）

【知的能力】全体的遅れがなく、言語性＝動作性。
継次処理（順番記憶）が弱い。

【運動能力】出力系（作る・書く・描く・行う・話す）が弱い。

【社会能力】自分勝手、自己中心的、共感性に乏しい。

【注意能力】好きなことには集中できる。
苦手や嫌いなことには集中しない。

【学習能力】ＬＤ（書き算数障がい）を伴うことがある。

【感覚能力】自律神経の過敏性あり。

【どのような様子が見られたら疑うか】好奇心旺盛、想像力・行動力豊か、好き嫌いが激しい、規律に従わない、習慣が身につかない、気分や調子にムラがある、衝動的である。

多動の説明

多動に関しても、多動と一口で言うよりは、次のように分けられるという説明をしています。そして、始めは体、やがては口、最後は頭の多動に移っていくのだと。

（1）３つの多動

① 体の多動（じっとしていられない・すぐ手がでる）
② 口の多動（黙っていられない・すぐ口がでる）
③ 頭の多動（集中していられない・すぐ案がでる）

ああ、これだと本当にわかりやすいですね。身体と口と頭の多動が実は根っこに共通しているものがあるのだとよくわかりますね。

はい。そしてＡＤ／ＨＤの性質は伸ばせば活かせるものですから、必ずプラス特性とマイナス特性に触れます。

（2）プラス特性

① 好奇心旺盛・新しいもの好き・もの怖じしない。
② 行動力・発想力豊か・アイデアいっぱい。

（3）マイナス特性

① 気持ちが止められない・考えないでやる。

②　枠にはまらない・縛られるのが嫌い・三日坊主。
③　気分や調子にムラがある・好き嫌いが激しい。
④　規則や習慣が身につかない・片付けられない。
⑤　刺激に弱い・刺激を求める・緊張や興奮しやすい。

そして、ＡＤ／ＨＤのいいところを伸ばすという視点を持ってもらうために対応策を提案します。

ＡＤ／ＨＤへの対応（目標に向かわせる）

希望つき目標
◆これを終えたら～がまっている。
◆これを頑張ったら～がもらえる。
◆これを乗り越えたら～ができる。

前で旗振り
◆後ろから追いかけて注意するより、
◆前に立ってこうしようと旗をふる。
◆事後処理より、事前の予防。

刺激のブロック

◆気が散る余計な刺激を隠す。

◆目移り、気移り、手移りを防ぐ。

自閉症とＡＤ／ＨＤについては、細かく特性を分けられているのがわかりました。
では、学習障がいについてはどうなのでしょうか？

学習障がいは脳地図で評価する

読み・書き・算数・計算は生得的に得られる能力ではなく、学習によって徐々に積み上げられていく能力なのです。

なるほど。そういえばそうですね。生得的な得意不得意だけではないですね。

学習障がいにはさまざまなタイプとさまざまな合併があります。話す・聞く・読み・書き・算数・計算の障がいの組み合わせがあり、自閉症スペクトラム障がいやＡＤ／ＨＤや発達性協調性運動障がいなどの他の発達障がいとの組み合わせもあり複雑なんです。

純粋に自閉症スペクトラムだけ、あるいはＡＤ／ＨＤだけという方はむしろ少数なのではないかという印象を持っています。そして社会に出るときには、むしろ自閉症やＡＤ／ＨＤよりも学習障がい的要素や感覚・運動の問題のほうが先に問題になるような場面も多いのではないかと。通常学習障害はどうやって見抜くのですか？

発達障がいの検査の際には知能検査や心理検査を必ず行うと思うのですが、学習障がいは、知能検査（ウェクスラー式）の概念では「言語性能力と動作性能力」、心理検査（Ｋ―ＡＢＣ）の概念では「継次処理能力と同時処理能力」の組み合わせで理解できます。

私の場合は、これまで脳内能力分布図（脳地図）を利用して理解してきましたので、それをこの度、学習障がい用に書き直しました。

言語性能力↓左脳
動作性能力↓右脳
継次処理能力↓脳の前半部
同時処理能力↓脳の後半部

と考えると、脳の能力分布は大まかに

①左脳の前半部↓言語性∨動作性、継次処理∨同時処理
②右脳の前半部↓言語性∧動作性、継次処理∨同時処理
③左脳の後半部↓言語性∨動作性、継次処理∧同時処理
④右脳の後半部↓言語性∧動作性、継次処理∧同時処理

となり、それぞれの部位の障害では、∨や∧の向きが反対になるわけです。

なるほど。

読み書き計算能力として
・漢字・英語・数字の読み　・漢字・英語・数字の書き　・国語・英語の文章問題　・９×９記憶　・＋－暗算　・記憶計算　・思考計算　・式や記号　・具体物計算　・図形・単位・分数

などの能力を想定し、四つの部位での機能障がいによりどのような不得意が生じ理論的に考えてみました。

これまでは、右脳型ＡＳＤでは「ディスレクシア」や「算数計算障がい」が、左脳型ＡＳＤでは「ハイパーレクシア」が、ＡＤ／ＨＤでは「書き・算数計算障がい」が、合併障害では「読み書き算数計算障がい」が起こりやすいと漠然とは考えていたのですが、この度、脳の学習能力マップ（学習脳地図）を作り再検討した結果、このようになりました。

ハイパーレクシアってなんですか？

ハイパーレクシアは機械的記憶力が高いために、幼児期早期に文字・数字・記号などが読めてしまうけれども、意味理解に弱い状態を指します。左脳型のＡＳＤの子どもに多いです。読めるけど意味がわからないとか口には出すけどわかっていないとか、そういう人がときどきアスペルガー症候群の人たちの中にいるでしょう？

たしかにそうですね。意味理解とくっつけて初めて、機械的な能力は実際に役立つんだけど、意味理解がうまくいかない人が多いんですね。

そうなんです。発達障がいは千人千様なのですが、こうやって高次脳機能（障がい）の分類で考えるとより中身が見えてくるような気がしています。

知能検査を受けるお子さんは多いのですから、言語性と動作性の数字を比較して右脳・左脳、前半部・後半部のどこが弱くてどこが強いか探り当てることは可能ですね。

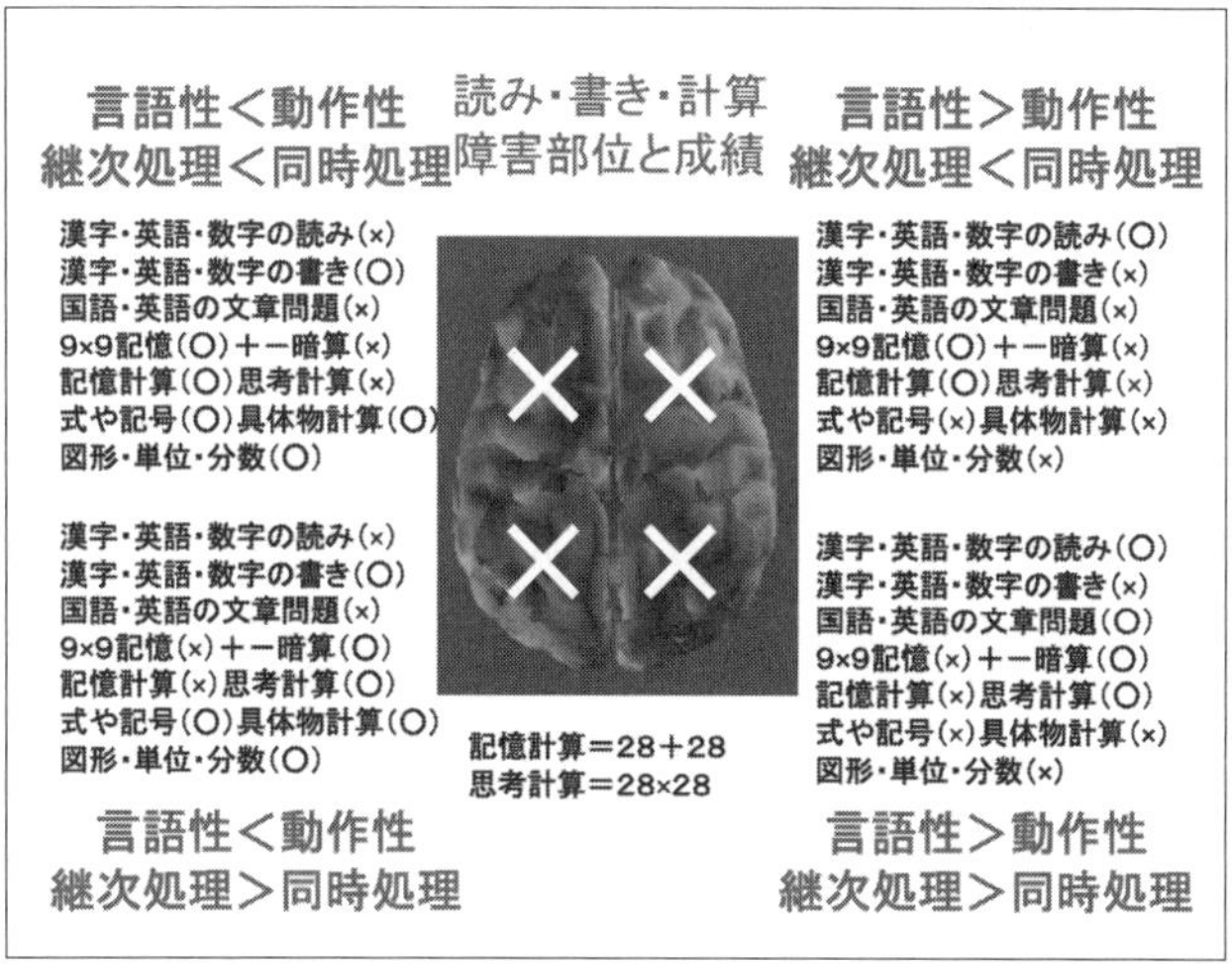

障害部位と学習の得意不得意の関係（仮説）

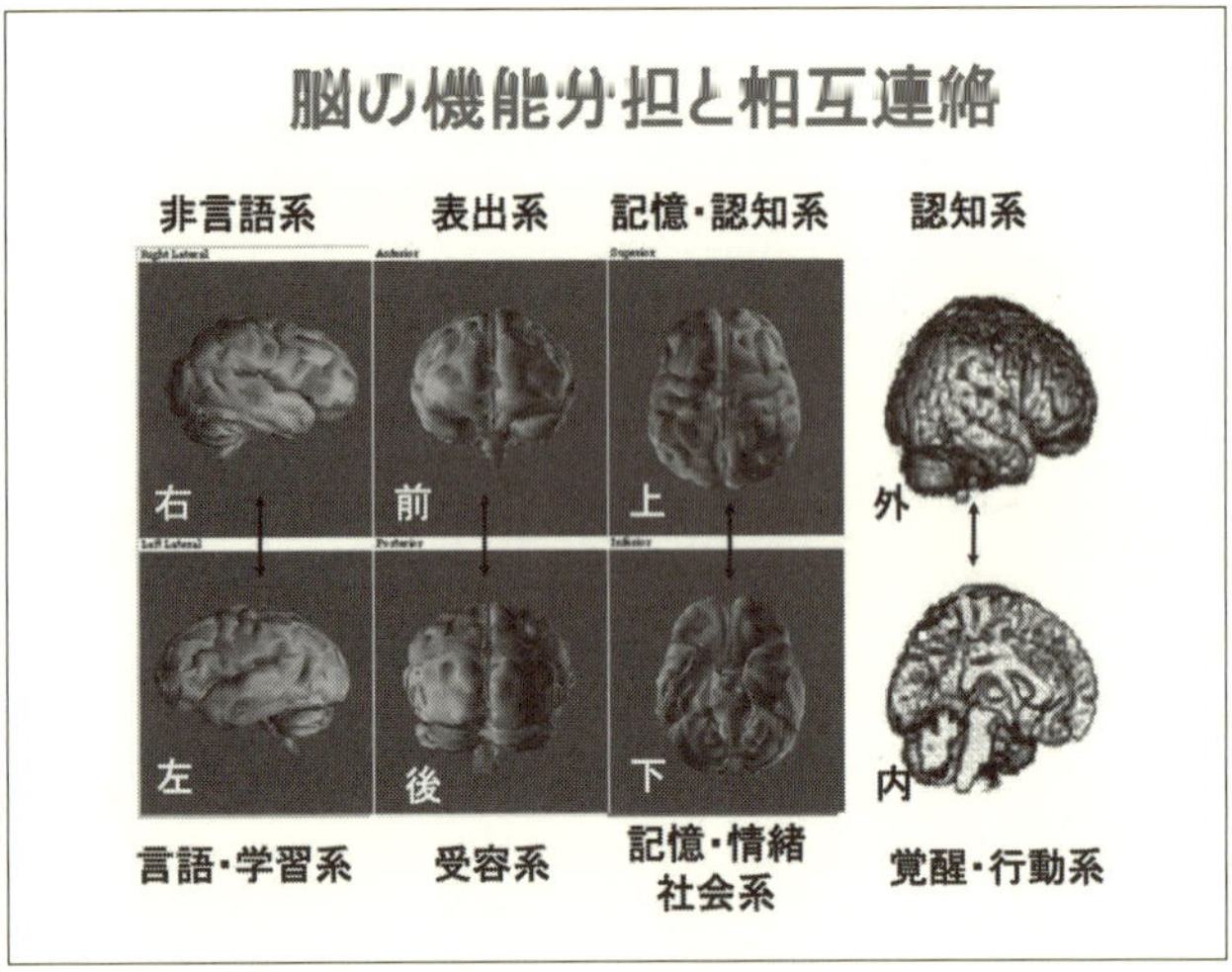

脳の機能分担と相互連絡
非言語系
表出系
記憶・認知系
認知系
右
前
上
外
左
後
下
内
言語・学習系
受容系
記憶・情緒
社会系
覚醒・行動系

刺激への応答という特性

はい。学習障がいの特性でかなり一人一人の脳の特性がわかってきます。そして僕がオリジナルに取り入れているもう一つが刺激への応答という特性です。これでかかわり方がかなりわかりますので。

刺激への対応、ですか。ZERO TO THREEの診断軸を教えていただいたときにも

・刺激に敏感な子には「過敏さへの共感」と「探索への励まし」。
・刺激に鈍感な子には「強い相互作用の入力」と「イニシアチブの育み」。

等の原則を教えていただきましたが、そういうことですか？

それが大原則ですが、それに加えて、「ストレスへの耐性」や「自律神経の性質」もアセスメントしたほうが適切なかかわり方ができると思います。浅見さんはＨＳＰ、ＨＳＳというカテゴリー分けを聞いたことがありますか？

いいえ、聞いたことがありません。

この分類方法は便利ですよ。刺激への応答性によって生まれもったタイプを分けています。刺激といってもね、色々あるんですが。僕は次のようにまとめています。

・五感（視・聴・触・嗅・味覚）を通して受ける刺激
・超感覚（直感・霊感・第六感）を通して受ける刺激
・体性感覚（痛み・筋緊張・飢渇・性欲）から起こる刺激
・脳の活動（記憶・空想・考え・計画）から起こる刺激

なるほど。こう見てみると色々ありますね。

このバラエティ豊かな刺激に対する応答の仕方で遺伝的気質（ゼロ次特性）が違ってくるんです。

刺激への応答の違いによる四つのタイプ

１９９６年にアメリカでＨＳＰ（Highly Sensitive Person）を提唱したエレイン・Ｎ・アーロンさんによると、人間の遺伝的気質特性には、「とても敏感なＨＳＰ（Highly Sensitive Person）タイプ」と「とても刺激を追求するＨＳＳ（High Sensation Seeking）タイプ」があり、この有無により四つの遺伝的気質に分けられるそうです。

すなわち、

- **HSP／HSSタイプ：**移り気で神経が高ぶりやすい。刺激に圧倒されやすく飽きっぽい。新しい経験を求めるが動揺や危険は冒したくない。
- **非HSP／HSS：**好奇心に満ちやる気があり、衝動的ですぐに危険を冒しすぐに退屈する。状況の微細なことに気がつかないし興味もない。
- **HSP／非HSS：**内省的で静かな生活を好み、衝動的ではなく危険を冒さない。
- **非HSP／非HSS：**それほど好奇心もなく内省的でもない。あまりものごとを考えることなく淡々と生活している。

おおっ、思い当たりますねえ。この分類法だと、かなり適切にタイプ分けできそうです。


はい。要するに刺激に敏感すぎるので刺激を避けるタイプの人（HSP）と刺激を求めるタイプの人（HSS）がいるということなんですけどね。

まずはHSP、すなわち「とても敏感な人たち」についてご説明しましょう。

とても敏感な人たち、HSPは人口の15〜20％の人が持ち、五感にも第六感にも感情にも身体感覚にも薬にも敏感に身体が反応してしまう遺伝的特性で、普通の人が気にならない微細な感覚刺激も無視できず、直感的無意識的に刺激を取り込んでしまいます。微妙な違いを感じ取るために、感情でも物理的刺激でも強いものには圧倒されやすく、限界を越すと感覚を抑制して防ぎます。

内気で臆病で繊細な人が多いのですが、活発な人の中にもありえる動物感覚的な特性で、二つの神経系がかかわっています。

一つはセロトニンやノルアドレナリン神経系です。

もう一つは、自律神経系で、迷走神経複合体が関係していると思われます。

迷走神経複合体？　聞いたことありません。

難しい言葉かもしれませんが、覚えておくといいですよ。浅見さんも、交感神経や副交感神経という言葉にはなじみがあるでしょう？

はい。交感神経は興奮を高め、副交感神経はリラックスさせる。両方が揃って自律神経だと習いました。大雑把ですが。で、発達障がいの方は自律神経の不調が多いんですよね。

迷走神経複合体っていうのは第三の自律神経系と呼ばれるもので、今これに注目が集まっています。だから、とりあえずこの言葉を覚えておいてください。

はい。わかりました。

まあともかくHSPというのは、地引き網に例えると、持っている網の目が細かすぎるので自分に必要のないものでも拾ってしまい荷が重くなって動けなくなってしまう特性です。

なるほど。そういう人、発達障がいの方には多いですね。そして、自律神経の面でそこに「迷走神経」というものもかかわってくる、とそこまではわかりました。じゃあ、もう一つの性質、神経伝達物質はどうなんでしょうか？　HSPの人の場合。

私は平たい言葉でよく「脳汁」って呼んでいるんですけど、その脳汁の性質が刺激への敏感さの根っこにあるわけですね。そうなるとやっぱり、ピピーッと警告するキャラであるノルアドレナリンだとか、おっとり君であるセロトニンとかが関係してくるわけですよね。

ご説明しましょう。

刺激に弱い人とノルアドレナリン神経系

HSPに関係すると考えられる重要な神経伝達物質系のひとつが、脳内の警告システムといわれているノルアドレナリン神経系です。これは人体外部からの突発的で不快な刺激、あるいは人体内部の危機的変動を監視して覚醒水準を上げ、注意を喚起したり情動行動やストレス反応などを誘発したりする神経系です。

非青斑核アドレナリン神経系は脊髄を通じて交感神経機能を高めています。

ノルアドレナリンにも神経系があって、その一部が脊髄をたどって交感神経機能を高め、興奮をもたらしているということですね。

はい。脳は心や身体が不快だと感じるものは何でもストレスになるようです。お釈迦様はそれを三つに分けて

1　物理的・生理的な不快
2　快が得られなくなることでの不快
3　他者に認められない不快

これらを人が本質的に持つ三つの苦だと説いているそうです。

こういうストレスが自分でコントロールできる範囲を超えていたり、あまり長期間にわたっていたり、何度も繰り返して襲ってくる場合には精神的、肉体的な変調がもたらされることになります。同じストレスでも、ストレスを自分でコントロールできる条件下では脳に行く青斑核ノルアドレナリン神経系の反応がより強く、ストレス刺激を自分でコント

ロールできない条件下では、交感神経へ行く非青斑核ノルアドレナリン神経系がより強く反応するなどの違いがあるようです。

ああなるほど。ストレスを自分でコントロールできる場合とできない場合は違うんですね。

ＨＳＰの方は、普通の人には耐えられるほんの少しの刺激がストレスになり、長く続くと限界を超えてしまうという点が接し方のポイントです。脳は不快と感じるものはすべてストレスになるわけですから、刺激過多もストレスですよね。

ストレス自体にはプラスの面もあります。ただ、それが長期・慢性に続くのが問題なのです。それにより、自律神経系が異変を起こしてしまいます。

ああ、なるほど。ストレスってたしかにプラス面もあるなあと感じていたんです。まったく遠ざけるのもどうなのだろうか、とか。でもＨＳＰの人は刺激にとりわけ弱いのだから、一切ストレスを取り除けばいいのだろうか、だとしたら社会との接点はどうするのだろう、社会と接点を持たないとよけい病んでいくのではないだろうか、と考えていたところなんです。問題なのは「急性のストレス」じゃなくて「慢性的なストレス」の方なのですね。

人に慢性的なストレスが続くと、入眠困難、怒りやすさ、集中困難、過度の警戒心、過度の驚愕反応などの持続的な過覚醒状態となり覚醒亢進症状を呈します。

ＨＳＰは健康な人が持つ気質的特性であって精神的な患者が持つ病的特性ではありませんが、過敏さゆえに病的な状態にもなりやすく、次のような症状が出ます。

◆過剰な不安と過覚醒が持続的に生じている全般性不安障がい　◆一過性の過覚醒状態であるパニック発作　◆統合失調症における陽性症状　幻覚・妄想・緊張・猜疑性・敵意・非協力性　◆過覚醒を伴う攻撃型うつ病や躁状態や認知症における不眠　◆感情の起伏
◆怒りやすくなる　◆被害的に感じる

こうした症状はノルアドレナリン過剰状態と関連していると考えられています。

また、過度のストレスや激しい情動を伴う心的外傷に伴い出現する解離症状の発現にもノルアドレナリン系が関与しているようです。解離性の症状を呈する人は、交感神経活動がむしろ低い低覚醒状態で、非現実感を伴うことが多く、けれどもストレスによってノルアドレナリン神経系が強く反応すると、過覚醒を誘発され解離症状が生じる可能性があるようです。

なるほど。解離という発達障がいの人にはわりと多く見られる現象にもノルアドレナリン系が関係しているのですか。

それでは「おっとり君」、すなわちセロトニン神経系はＨＳＰの人にどう作用しているのでしょうか？

ご説明しましょう。

刺激に弱い人とセロトニン神経系

ＨＳＰに関係すると考えられるもう一つの重要な神経伝達物質系に、脳内のオーケストラの指揮者と位置づけられているセロトニン神経系があります。セロトニン研究で有名な有田秀穂教授によると、セロトニンは前頭前皮質にある脳機能のうちの他人に共感する「共感脳」（内側前頭前皮質）と衝動等の切替えを行う「切替脳」（眼窩前頭前皮質）を活性化する働きがあります。その他にも、大脳のほとんどの機能を形作る非常に広い役割があり、感覚を少し抑えたり強化したりして調整しています。セロトニン神経はＧＡＢＡ神経を介在してドーパミン神経に二次的に抑制をかける一方で、大脳の側坐核でのドーパミン放出を促進させたりもしています。

　セロトニンの役目をご説明しましょう。セロトニン神経系が関与している脳の機能は大きく言って五つあります。

①クールな覚醒（頭がクリアーになる）

②平常心の維持（元気がみなぎる）

③交感神経の適度な興奮（心が安定する）
④痛みの軽減（ストレスや痛みに強い）
⑤よい姿勢の維持（姿勢も表情も引き締める）

などです。その活性が低下してしまうと

①朝スッキリ目覚めることができない。
②感情や気分の起伏が激しい。
③自律神経の働きが悪くなる。
④痛みに対する感覚が強くなりすぎる。
⑤姿勢が悪くなりぐったりしてしまう。

など慢性疲労状態が起きてくるというのです。

　セロトニン神経系は共感脳の働きを高め、他者が置かれた状況を自分のものとして感じとったり、先を読んだり、ニーズを汲み取ったり、アイデアを生み出したりなどコミュニケーションを司る能力を促進しますが、その働きが低下するとコミュニケーション能力が顕著に下がってしまいます。

また、セロトニンは衝動の切り替えを行う脳のスイッチング・ハブ（センター）である。切替脳（眼窩前頭前皮質にある）の働きを高めます。

この切替脳が一時的に機能不全を起こすと、不安や衝動を抑えることができず、噴出する怒りにブレーキをかけることができなくなり自傷行為や自殺企図などに走りやすくなります。

さらに、セロトニン神経系はノルアドレナリン神経系の活性を抑制し、脳の静かな覚醒状態を維持、つまり脳のアイドリングの状態を安定させてくれています。

長期的な神経の高ぶりすぎが続くとセロトニン神経系の機能が低下し気分が沈んできます。セロトニン神経機能の活性が正常に戻らないと、永続的な神経の高ぶりすぎやうつ状態への感受性が形成されてしまうことになります。

生得的な脳汁の状態だけではなく、環境も長い時間をかけて脳汁を変えるのですね。

はい。ＨＳＰである敏感な子どもは普通の子どもよりも相手の微妙なサインに気がつきやすく、人からの影響を受けやすい特性を持っています。乳幼児期にストレス状態がなく人を信頼することを学べた子どもは恐怖をコントロールすることができるようになり、長期的な神経の高ぶりを起こすほどの恐怖を味わうことはあまりありません。

一方、乳幼児期に慢性のストレス状態にさらされ人への信頼感が育たなかった子どもの場合には、おそらくノルアドレナリン神経系の過剰な活性化とセロトニン神経系の活性の低下の影響で、成長してから慢性的に不安感を持ったり社会を避けたりするようになってしまいます。これは生まれつきの気質ではなく学習した結果なのです。

こうして、いったん乳幼児期に大人との健全ではない愛着を身につけてしまうと、心理的治療や信頼できる人と安心できる愛着を抱くことを覚えないかぎり、不健全な愛着は一生そのまま変わらないといわれています。そうなると、乳幼児期に端を発する親密さの回避、誰かと一緒にいなければという強迫観念、捨てられることへの恐怖などの精神的な不安定さを解消することがなかなか難しくなってしまいます。

なるほど。まあそして発達障がいの方は、スタートラインで不利な立場にあるということなんでしょうね。脳汁の調整において。

自律神経を育てる

あと浅見さんは、発達障がいの人に自律神経の不調がつきものだという印象はありませんか？

とてもあります。

それもある意味、当たり前なのです。ストレス反応の特性と環境の相性が悪かった場合、神経伝達物質の動きから自律神経を不調に陥らせてしまうからです。実はトラウマの治療を勉強してわかったんですけど、トラウマを起こす恐怖感には自律神経が深くかかわっているんです。

だとすると、まあ生得的に弱い部分があるであろう発達障がいの人の自律神経も、気をつけることによって調子を上げられるということですね。たとえ発達障がいにまつわるその他の症状が治らなくても、自律神経が安定するだけで、ずいぶん生活の質があがると思います。

その通りです。ではＨＳＰの人の自律神経について説明していきましょう。

刺激に敏感な人たちと自律神経系

過激な攻撃から身を守るための恐怖反応には、「戦うか」「逃げるか」「すくむか」「凍りつくか」（Fight, Flight, Fright, Freeze；４Ｆ）など最低でも四種類あります。

動物は危険をまだ意識していないうちから脳の無意識に働く部位ですでに危険の判断が

始まり敵を察知します。これを「定位反応」と呼びます。

これが起きてしばらくすると、中脳にある腹側中心灰白質という部分が働きだし本能的恐怖反応のひとつである「すくみ反応」に入り恐怖で身がすくんで動けなくなります。しかし、この時の脳はけっして不活発な状態ではなく、コルチゾールとアドレナリンの作用で身体は激しい運動に向けて準備をし意識は冴え集中しています。脈拍は速くなり血圧が上昇し筋肉は緊張し瞳孔が広がり身体が震え過覚醒状態になることもあります。

ああ、なんか見覚えがある気がします。

はい。そしてその次に、恐怖反応の三つめの段階である「凍りつき反応」に移ります。「擬死」と呼ばれるほどの凍りつき反応です。外から見るとすっかり衰弱したように見えますが、交感神経系は最大限に活動し、副交感神経系である背側迷走神経までもが一気に暴走状態になります。

β―エンドルフィンという神経伝達物質の影響で痛みはなくなり、身体や思考が麻痺し意識が解離して死体のようになります。交感神経と副交感神経が同時に全開になり、とことん弛緩しているのに注意はとぎすまされ、いつでも行動に移れる状態になっています。瞳孔は開き呼吸も心拍も速くなっていますが、身体は麻痺し自動的な動きはできません。しかし、チャンスと見れば瞬時に生き返って逃げることもできるのです。

ああ、凍り付いているときはそういう状態なのですか。ただ麻痺しているだけではないのですね。実は交感神経も副交感神経も全開なのですね。だったら、そういうときに経験したことは記憶に残るのでしょうか？　どうも残っていないんじゃないか、という反応をする方も見たことがありますが。

記憶は残りません。恐怖がある限界を超えたため記憶を形成する海馬の機能が停止するからです。しばらくして前後不覚のパニック状態から覚めると奇妙なほど冷静になり、まるでスローモーションのように時間が遅く感じられたりします。

やがて「闘争反応」（攻撃的防御反応）の段階に移り、交感神経系の暴走状態に陥り、まったく抑制のない無差別の暴力をふるうことが可能な状態になり、途中で止めるのはなはだ困難となります。

自律神経は関連し合う三つの働きからなっており、生体にストレスが加わるとまず交感神経がスイッチを入れ、次に少し遅れて副交感神経のスイッチが入り、この交互の働きにより標的臓器の働きが調整されます。

交感神経、副交感神経に続く第三の自律神経がさっきおっしゃってた「迷走神経」とかいうやつですか？

そうです。第三の自律神経は、副交感神経系のなかの腹側迷走神経複合体の働きをさします。これによる「迷走神経のブレーキ」が心臓が過剰に活動するのを防いでストレスが身体を害さないようにしています。交感神経を使うほどではない場合には、迷走神経のブレーキを外し、心拍と脈拍をあげるなどすることで大掛かりな生理的変化を伴う緊急反応を起こし身体の機能をあげることができます。しかもこの迷走神経は交感神経や副交感神経より速い微調整が上手なので、交感神経が緊急事態に作動した後にも迷走神経のブレーキによってそれを抑えることができます。迷走神経のブレーキは心臓の動きを速くしたり遅くしたりできます。つまり、交感神経と副交感神経の働きを併せ持っているといえます。

迷走神経、名前はいまいちだけど賢い！

そうなんです。そしてこの神経細胞の突起は喉頭、食道、心臓、肺にまで伸びていて、心臓では怒りや恐怖など心拍を速める激しい感情に対して緩衝する働きをするだけではなく、顔面や喉頭の筋肉に作用して顔の表情や声のトーンを調整し、感情を健全に表現させ人と人とのコミュニケーションを可能にします。声色や表情を調整するんです。実はこれは、人との交流で育つ神経なんですよ。一歳半までに育つんです。だから人との交流は大事なんです。

　これにより闘争か逃走かのような緊迫した状態においても表情や声色を調整し事態が緊迫するのを防ぐことができますが、この迷走神経のブレーキがうまく機能しない子どもや大人は、社会生活において闘争か逃走かのような反応が多くなりコミュニケーションが苦手になります。

そして、自閉症とＨＳＰが合併すると次の四つの実行障がいが起こりやすくなります。

①望んでもいないのに、デタラメなことをやってしまう。
②言葉で伝えられず、心にもないことを口走ってしまう。
③自分から交われず、誘われても避けてしまう。
④苦しい気持ちが溜まって、行動障害を起こしてしまう。

などです。

 ああ、時々周囲の人が戸惑う「不可解な反応」はこれだったんだ。

 そうです。一方でこういうプラス特性もあります。

（ａ）細部に注目する、感覚や感性が豊か、時に超感覚。
（ｂ）視覚的思考、非言語的思考、マインズ・アイ。
（ｃ）記憶がよい、画像が焼きつく、モノと一体化できる。

一方で、マイナス特性としては

・フラッシュバック、感覚過敏、感覚のオーバーフロー。
・主観的に敏感・客観的に鈍感。
・感情や認知のコマギレ、見逃している情報が多い、突然だとか偶然が怖い。
・不安が自虐や攻撃に転じる。
・疲労感が強いなどの面も生じます。

はあああ、よくわかりました。これまで観察してきた発達障がいの方々の抱える苦労が、神経でつながっているとは！　そこに環境がかぶさっているとは！　そして、それが治療可能なことだとは！　びっくりしました。

　私の場合はＨＳＰとＨＳＳと両方の要素を持っていると思いますが、たいていの方はそうなのでしょうね。０対10っていうことはあまりなくて、２対８だったり、５対５だったりするのでしょうね。

その通りですが、結構極端な人はいますね。では次にＨＳＳについてご説明しましょう。刺激を求める人たちです。

刺激を求める人たち

ＨＳＳは、マービン・ズッカーマンが提唱した概念で、変化に富み、新奇で複雑かつ激しい感覚刺激や経験を求め、その経験を得るためには肉体的、社会的、法的、経済的なリスクを負うことを好む気質的特性です。スリルの追求、抑制の欠如、新たな経験の追求、退屈への感受性の強さなどを特徴としています。いわばＡＤ／ＨＤ的気質であり、ドーパミンやノルアドレナリンが関係していると思われます。先の例えでいうと、網の目が粗いので大物を得るために機動的に動ける特性です。

アーロンさんは、

・**「現状確認システム」**（セロトニンやノルアドレナリンが関係）――現状を見つめ次にどんな行動をとるかを決める前に過去の似ている状況に照らして確認する。

と、

・**「行動活性システム」**（ドーパミンやノルアドレナリンが関係）――好奇心を呼び起こしその好奇心を追求させ追及した結果に興奮を覚えさせる。

の二つの神経システムを想定し、ＨＳＰでは現状確認システム活性が行動活性システムより強い、つまりブレーキの方が強いのが特徴だと述べています。

 なるほど。わかりやすい。そしてＨＳＳの人の脳汁の中ではおっとり系ペアよりはりきり系ペアのほうが大きい顔をしているわけですね。

 はい。そしてＨＳＳの性質は、一見おとなしい人にもあるのです。たとえば左脳型ＡＳＤとＨＳＳが合併した人に起こりやすい四つの実行障害としては次のようなものがあります。

①望んだことはとことんやってしまう。
②心にあることをよく考えずに口走ってしまう。
③人を求め誘われなくても入ってしまう。
④苦しい気持ちを溜めずに爆発しやすい

などです。その反面プラス特性として

（ａ）細部に気がつく、好奇心旺盛、記憶がよい。

（b）言語的思考、数字・文字・記号に強い、知識が豊富。

などの面もあるんですけどね。一方、マイナス特性としては、

・疲労感に鈍いがんばり屋。
・不安感よりも好奇心が勝つ。
・いつも頭がフル稼動、などの面も生じます。

あああ、たくさんの人の顔が思い浮かんできました！　その人たちの神経伝達物質はどうなっているのでしょう？

ご説明しましょう。

刺激を求める人々のドーパミン神経系は暴走に注意

ある物事を思い出させる物事に接すると、中脳辺縁系ドーパミン回路（ドーパミン報酬システム）が瞬時にして活性化され、側坐核という場所からドーパミンが大量に放出

されて、その対象を何としても手に入れたいという過剰な欲求や渇望が出現します。

このシステムがいったん活性化されると、この過剰な欲求は前頭前野での意思決定機能を正常に働かせなくすることがあり、極端な場合には、結果のいかんにかかわらず、内側から突き動かされ逆らうことができないかのように「欲求」や「渇望」や、振り払おうと思っても何度も頭に浮かんでくる「強迫」などにのっとられて行動してしまいます。

一方、過剰なストレスはもうひとつのドーパミンシステムである扁桃体―恐怖システムの活性化（暴走）を引き起こし、それによって恐怖・不安・悲しさ等のネガティブな感情がもたらされます。

ドーパミンシステムに良いのと悪いのと両方あるということですか？

はい。ドーパミンシステムには「とっても幸せ！」というアップサイドと、「何でこんなに心配になるの」といったダークサイドがあるということのようです。

アップサイドの「ドーパミン報酬システム」は中脳辺縁系のドーパミン回路を使います。そこで、ダークサイドの方、つまり扁桃体ドーパミン回路を、「ドーパミン恐怖システム」と名前付けました。

わかりやすいです。はりきるのは悪いことではないんだけれども、意味づけする脳神経である扁桃体にスイッチが入りすぎて、恐怖や不安・悲しさなどの意味が暴走し始めるとやっかいなのですね。

はい。恋愛や愛情といった生活場面では、渇望・衝動性・強迫性・陶酔感などは、ほとんどの人が経験する正常なことです。人は誰も「とても幸せ」というアップサイドと「何でこんなに心配になるんだろう」といったダークサイドを繰り返していると思います。ただ、こういう傾向があまりひどくなると恋愛や愛情葛藤も病的なものとなり、日常生活・対人関係・仕事などに長期的かつ慢性的に支障をきたすようになります。

　ドーパミン報酬システムの脆弱性に個人差があるように、ストレスに対する反応の程度（ストレス耐性）にも大きな個人差があり、比較的強いストレス耐性がある人でも、そのリミットを超える強いストレスに晒されれば、そのストレスに脳は強く反応するようになります。

なんか、ストレスって不思議ですね。適度なストレスは人のためになるのに、それがないと成長できないのに、過度になると人を壊してしまうんですね。

ストレスの仕組み

ストレスはどんなものでも脳や身体に同じような反応を引き起こしますが、人のストレス経路には二つあります。

・視床下部―脳下垂体―副腎皮質系（ＨＰＡ経路）
・視床下部―交感神経―副腎髄質系（ＳＡＭ経路）
の二つです。

ＨＰＡ経路についてご説明しましょう。まず視床下部からコルチコトロピン放出ホルモン（ＣＲＦ）というストレスホルモンが分泌され、それが脳下垂体からＡＣＴＨというものの分泌を刺激し、さらにＡＣＴＨは副腎皮質を刺激してコーチゾールの分泌を促進します。

 玉突きで何かが何かを刺激してどこかを活性化するのですね。それが恐怖を感じさせたりやる気を起こさせたり価値中立的なんだ。ただ「活性化」という機能を持っていて、それが作用する結果が人に対してよい作用であることもあるし悪い作用であることもある。

 はい、そうです。このＣＲＦやコーチゾール等のストレスホルモンは、体内ではホルモンとして機能し、脳内では神経伝達物質として働いて、

①　扁桃体回路（ドーパミン恐怖システム）の活性化
②　中脳辺縁系ドーパミン回路（ドーパミン報酬システム）の活性化
③　前頭前皮質の全般的抑制

などを行います。

コーチゾールが異常に多く分泌されると、脳の海馬と扁桃体の細胞が活発になりすぎ、神経細胞の委縮をきたしたり恒常的な損傷をもたらしたりします。健常な状態ではコーチゾールは早朝に大量に分泌され次第に減って夜には少なくなりますが、うつ病の人ではそのレベルが一日中高めで特に夜になると上がってしまうようです。またＰＴＳＤや疲労している人などにもコーチゾールの異常分泌が見られるようです。

近年、科学者たちはこれらのストレスホルモンの力を弱め、人間のストレスからの回復力（レジリエンス）に貢献する化学物質を発見しました。そのひとつがデハイドロエピアンドロスレロン（ＤＨＥＡ）と呼ばれる副腎から放出されるホルモンで、同じく副腎から放出されるコーチゾールの作用に拮抗します。また、ニューロペプチドＹと呼ばれる視床下部から放出されるホルモンは、同じく視床下部から放出されるＣＲＦの効果に拮抗する作用を持っています。

そうそう。ホルモンとか神経伝達物質とかってお互いにけん制しあっているのですよね。何かを活性化するかと思えば何かを抑制したり。薬物療法もその原理に基づいているんですよね。

はい。健康な人ではそのシステムがうまくいっているんです。たとえば副腎から過剰分泌された体内のストレスホルモンであるコーチゾールが脳内の受容体に感知され、視床下部からのCRFの分泌を抑えるネガティブ・フィードバック回路が働くのが健康な人です。

けれども、長期に繰り返されるストレスに晒されると、この抑止メカニズムが弱くなり、やがて全く効かなくなることがあります。また、もともとこのメカニズムがもともと弱いか欠如している人もいたりするようです。

そうなるとコーチゾールが脳と身体で出っぱなしになり、脳内のストレスホルモンにも抑制がかからず、出っ放しのホルモンが扁桃体回路（ドーパミン恐怖システム）を持続的に活性化させることになり、その機能の一部を恒久的に変質させてしまいます。こうなると扁桃体—恐怖システムが「ネガティブ感情を作る発電所」のようになってしまうというわけです。

そうか。恐怖をかきたてる方向にはりきってしまうということが恒常的な機能として定着してしまうことがあるんですね。

恐怖反応

そうです。では次に「恐怖反応」についてご説明しましょう。

人の脳や身体には「死ぬのが怖い」と「嫌われるのが怖い」という二種類の恐怖反応の経路があり、物理的な危険にさらされたときにはもちろん、集団内での地位がおびやかされた時にも同じく恐怖反応を引き起こし、自律神経の調整をしたり、身体の痛みを引き起こす部分でもある前帯状回皮質の活動を変化させます。

広場恐怖を持つ人は、人に会うのが怖くてたまらず、人前で発言する機会を避けるためならどんな手でも使おうとします。恐怖に襲われると、赤面、動悸、手掌発汗、吐き気、吃音、震えなどの症状が出たり、パニック発作に発展することもあります。

この広場恐怖の根底にある恐怖の対象は、自分が発作を起こすのではという恐怖感そのものですが、対人関係などの社会的場面での不安が特徴である社交不安の人が恐れているのは、他の人にどう思われるかということであり、自分の価値が下がることに底知れぬ恐怖を抱く点が異なっています。この違いのためか、抗うつ剤と認知行動療法はパニック障がいには成功率が高いのに、社交不安障害ではあまり効果的でないとされています。

恋愛と母性愛などの満たされた状態では恐怖心を撃退するオキシトシンとバゾプレッシンという脳下垂体ホルモンが扁桃体―恐怖システムの活動を低下させますが、大きなストレス状態では逆に活動が増加してしまいます。ストレス下の不安な状態では嫌なことがどんどん浮かんできてしまう。普段であれば気にならないような小さなことでも、何かのきっかけで思い出して気にしてしまい、ネガティブな感情が心に浮かぶということ自体がそれだけで大きなストレスになり、さらにストレスシステムを大きく活性化させてしまうという悪循環が起きてくる。このような二つのドーパミンシステムが悪循環になりストレス反応が長期化してしまいます。

少し前に、オキシトシンが自閉症を治す、という研究の発表があって、それに賛否両論がありました。

自閉症を治すのではなくても、オキシトシンというホルモンが、扁桃体恐怖システムに関与していることが今の先生の説明でわかりました。そうなるとこういう研究が進めば、自閉症が治るとはいえなくても、恐怖システムにスイッチが入ってしまっているタイプの方の精神状態にはいい影響がありそうですね。

刺激を求める人に起きるストレス反応

ストレスを徐々に増やしていくとある時点までは作業能力が上昇しますが、それを超えるとその能力は次第に横ばいになり、更には低下していくという法則があります。

ああ、わかります。

専門家の言葉ではこれを「ヤーキスとドットソンの法則」と言います。「逆U字モ

デル」とも呼ばれています。ストレスは生体を保護する働きと危害を加える働きの両面を持っています。たとえば

・**代謝能力に及ぼす影響**――ストレスに対してストレスホルモンが正常に分泌されると、食欲が高まり蓄えられていたエネルギーが動員されるが、ホルモンが上昇した状態が続くと健康を害することがある。

・**免疫能力に及ぼす影響**――ストレスホルモンが正常なレベルだと免疫力を高めるが、ストレス反応が繰り返されたり長期に及ぶと免疫機能はうまく機能しなくなる。

・**記憶能力に及ぼす影響**――ストレスホルモンが正常なレベルだと注意力と記憶の保持を高める、長期間高レベルになると記憶障害、海馬の委縮、神経細胞の喪失をもたらすこともある。

やはり適切なストレスは代謝にも免疫にも記憶にもいい作用を及ぼすけれども、過ぎてはいけないということですね。

はい。ただし、このプロセスが逆戻りすることもあり、曲線は逆U字とは限らないんですね。曲線はひとつではなくいくつもあり、ストレスによる影響は課題によりまちまちで軽いストレスでも簡単に成績の落ちる課題もあれば、そうでないものもあるようです。

いずれにせよ自分のストレスとの付き合い方を早くから知っておくといいですね。どういうことにストレスを感じるのかとか。感じたときに戦うか逃げるかなのか、あるいは凍りつくかなのか。私などは凍りつく時間が少なくて、さっさと攻撃に転じる気がします。そういう自覚を持っておくだけで、トラブルを減らす目安になりそうな気がします。

そして特性の強いお子さんを育てるときには、「刺激を避けるか」「刺激を求めるか」という軸から周囲が観察するとストレスの加減が調整できるし、それが自律神経の安定にもかかわってくるのですね。

はい。ＨＳＰの方は、普通の人には何でもない、ちょっとした刺激がストレスになり、限界を超えてしまうという点が接し方のポイントです。脳は不快と感じるものはすべてストレスになるわけですから、刺激過多もストレスですよね。それが長期・慢性に続くのが問題なのです。それによりＨＰＡ軸とＳＡＭ軸が動き、自律神経系が異変を起こします。

自律神経系も発達障がい者の方にとって大きな課題だと感じてきましたが、それがただ生得的なものだけじゃなくて、小さい頃からの環境とストレス耐性の相性によってもたらされるものだということがよくわかりました。

そして刺激を自ら求めるＨＳＳの人がストレスに強いというわけではないのですね。発露の仕方が違うだけで。

ＨＳＳは、ドーパミン報酬システムを動かしますが、長期・過剰のストレスでドーパミン恐怖システムが動き出してしまう点が接し方のポイントです。

またＨＳＰでもＨＳＳでも長期・過剰のストレスによるドーパミン系やノルアドレナリン系や交感神経系を静める働きがセロトニン系や副交感神経系なので、それを高める接し方も大切になります。

活性や興奮は高すぎても低すぎても一時的なら変動するのでいいのです。問題になるのは、長期・過剰な刺激（ストレス）です。

ストレスには、いい効果もあるので、「変動しながらの安定」という考えが必要なのです。これを専門家の言葉でアロスタシスと言います。そして、過剰な刺激でアロスタシスが保てなくなる「アロスタティック負荷」が生じるのを防ぐ必要があるのです。

ＨＳＳは、新奇で複雑かつ激しい感覚刺激や経験を求め、その経験を得るためには肉体的、社会的、法的、経済的なリスクを負うことを好む気質的特性であり、いわば「前向きすぎる」性質です。

ＨＳＰにしろＨＳＳにしろ内向的か外向的か、ネガティブかポジティブか、善か悪か、といった価値判断できる性質ではなく、刺激で高ぶりやすいか求めすぎるか、という刺激に対する応答性を軸にした概念だと思います。

だから適度な刺激やストレスはアロスタティック効果というプラス面をもたらしますが、

長期・過剰な刺激やストレスが二つの性質にアロスタティック負荷というマイナス面をもたらすのだと思います。

発達障がいの人たちと未来

なるほど。わかりやすいです。そして、内気な人でもＨＳＳの人がいるとか、活発な人でもＨＳＰの人がいるとか、このあたりを知っておくと見方が広がりそうです。

発達障がいの診断というと、自閉症の三つ組とかＡＤ／ＨＤの多動性・衝動性とか、それだけで終わってしまう時代も長く続いたと思うんですが、感覚や運動の問題が高次脳機能に大きく関与しているという考え方もだいぶ行き渡ってきました。そこに注目しないと、ご本人達が本当に抱えている問題には気づきにくいからですね。

そして先生はそこに加え、学習障がいの要素、超感覚的な能力、精神症状、環境がもたらした性格（成人の場合）、そして刺激に対する反応の違い、そこから派生する自律神経の問題にまで踏み込んでいらっしゃるとわかりました。そしてその背景には脳科学の知識、神経の知識があるということがわかりました。

「無理はさせないで」とひたすら繭にくるむような療育が割合幅を利かし、しかもたいして効果を上げていないという現状も見ました。一方で課題を与えられてそれをこなすことによって成長していく人々を私は見てきました。

今回、決して無理はさせないけれども上手にストレスコントロールをすれば自律神経の安定にさえつながるということを、先生から教えていただき、これまで発達障がいを抱えながらも社会で立派に生きている人たちの姿が思い出されました。生まれつきの脳は変えられるんですね。

脳みその特性をより詳しくつかむことによって、本当に効果的な治療へと結びついていくといいなと思います。そして、多くの方が自分らしい特性を活かし、活躍できることを、多少なりとも発達障がいの人たちとかかわりのあった一般人として、心から祈っております。

本書に登場する本

『イメージ脳』（乾敏郎著、岩波書店）
『俺ルール！』（ニキ・リンコ著、花風社）
『解離性障害――「うしろに誰かいる」の精神病理――』（柴山雅俊著、筑摩書房）
『感覚統合Q&A』（佐藤剛監修、協同医書出版）
『情と意の脳科学 人間とは何か』（松本元著、培風館）
『精神保健と発達障害の診断基準』（ZERO TO THREE著、ミネルヴァ書房）
『生存する脳』（アントニオ・ダマシオ、講談社）
『児童虐待という第四の発達障害』（杉山登志郎、学研）
『自閉っ子、こういう風にできてます！』（ニキ・リンコ、藤家寛子、花風社）
『自閉っ子と未来への希望』（浅見淳子、花風社）
『自閉っ子におけるモンダイな想像力』（ニキ・リンコ、花風社）
『続 自閉っ子、こういう風にできてます！』（岩永竜一郎、藤家寛子、ニキ・リンコ、花風社）
『ディスレクシアなんか怖くない！』（ロナルド・D・デイビス、エルドン・M・ブラウン、エックスナレッジ）
『怠けてなんかない！』（品川裕香、岩崎書店）
『のうだま やる気の秘密』（上大岡トメ、池谷裕二、幻冬舎）
『脳の情報を読み解く BMIが開く未来』（川人光男、朝日新聞出版）
『脳のはたらきがすべてわかる本』（ジョン・レイティ、角川書店）
『脳はなぜ「心」を作ったのか――「私」の謎を解く受動意識仮説』（前野隆司、筑摩書房）
『脳を鍛えるには運動しかない』（ジョン・レイティ、NHK出版）
『発達障害は治りますか？』（神田橋條治ほか、花風社）
『他の誰かになりたかった』（藤家寛子、花風社）
『臨時別冊・数理科学』二〇〇七年12月「計算神経科学への招待～脳の学習機構の理解を目指して～」（銅谷賢治著、サイエンス社）

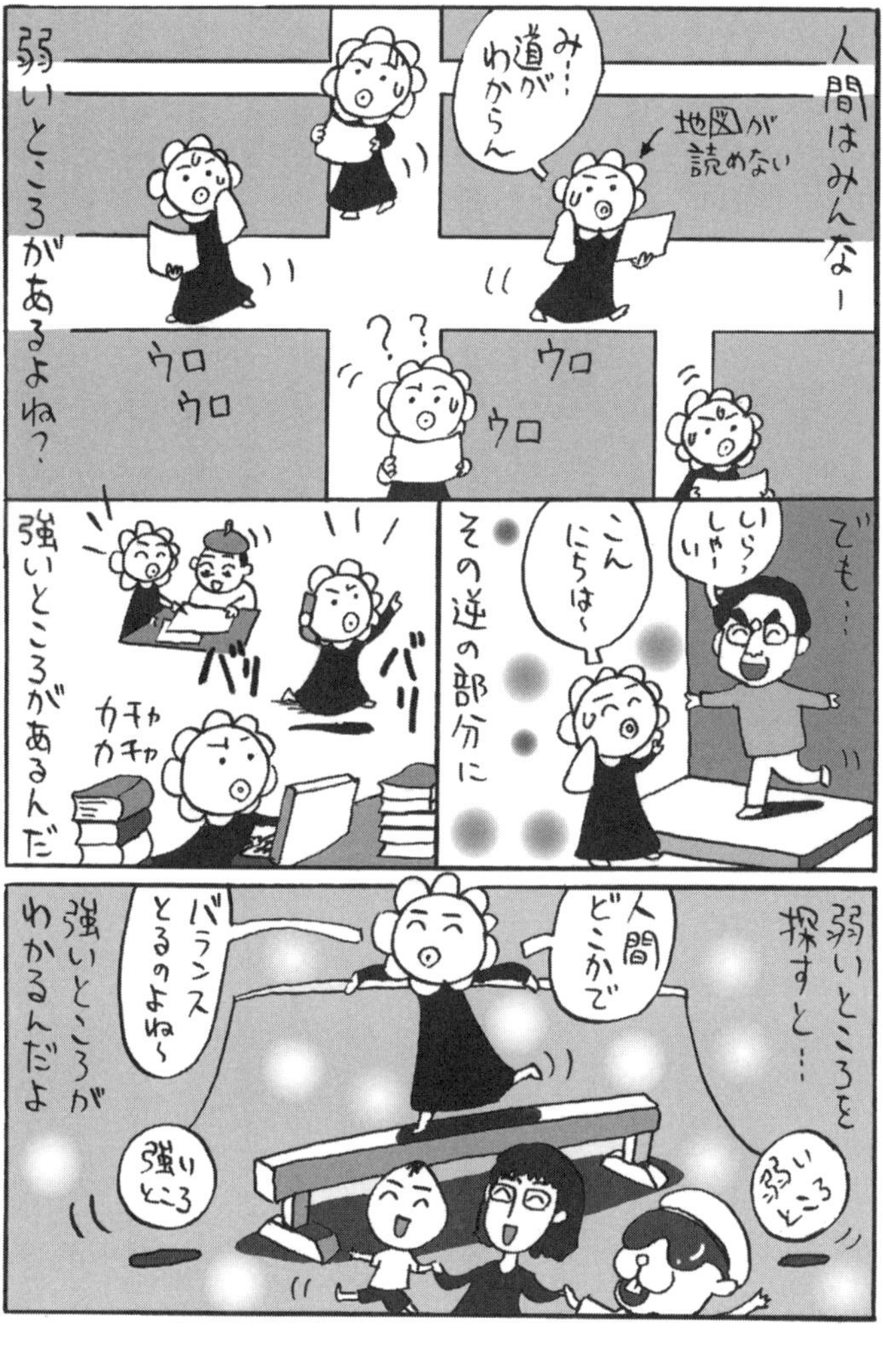
人間はみんなー
地図が読めない
み…道がわからん
ウロウロ
ウロウロ
??
弱いところがあるよね?
でも…
いらっしゃーい
こんにちは〜
その逆の部分に
強いところがあるんだ
バリ
バリ
カチャカチャ
弱いところを探すと…
人間どこかで
バランスとるのよね〜
強いところがわかるんだよ
弱いところ
強いところ

著者紹介　**長沼睦雄**

昭和31年山梨県甲府市に生まれる。北海道大学医学部卒業。脳外科研修を経て神経内科を専攻し日本神経学会認定医の資格を取得。北大大学院にて生化学の基礎研究を終了後、障害児医療分野に転向。道立札幌療育センターにて13年間小児精神科医として勤務。平成20年より道立緑ヶ丘病院精神科に勤務し現在に至る。興味の範囲は多岐にわたり、感覚統合療法やトラウマ治療を学んだ。高次脳機能と知覚とトラウマに興味をもち、発達を脳と心と無意識と身体などさまざまな視点から総合的に診ながら、障害児者の幸福の道を模索し続けている。

聴き手　**浅見淳子**

編集者。(株) 花風社代表取締役社長

活かそう! 発達障害脳　「いいところを伸ばす」は治療です

2011年 6 月26日　第一刷発行
2015年 7 月23日　第五刷発行

著者　長沼睦雄

装画・マンガ　小暮満寿雄

デザイン　土屋 光

発行人　浅見淳子

発行所　株式会社 花風社
〒151-0053 東京都渋谷区代々木 2-18-5
Tel : 03-5352-0250　Fax : 03-5352-0251
E-mail : mail@kafusha.com　URL : http://www.kafusha.com

印刷・製本　新灯印刷 株式会社

ISBN978-4-907725-81-5